Karl-Heinz Bomberg
Was Menschen Menschen antun

Forum Psychosozial

Karl-Heinz Bomberg

Was Menschen Menschen antun

Retraumatisierung politisch Verfolgter der DDR

Psychosozial-Verlag

Bibliografische Information der Deutschen Nationalbibliothek
Die Deutsche Nationalbibliothek verzeichnet diese Publikation
in der Deutschen Nationalbibliografie; detaillierte bibliografische Daten
sind im Internet über http://dnb.d-nb.de abrufbar.

Originalausgabe

Gesetzlich vertreten durch die persönlich haftende Gesellschaft Wirth GmbH,
Geschäftsführer: Johann Wirth
Walltorstraße 10, 35390 Gießen, Deutschland
06 41 96 99 78 0
info@psychosozial-verlag.de
www.psychosozial-verlag.de

Umschlagabbildung: © Gino Kuhn
Umschlaggestaltung und Innenlayout nach Entwürfen von Hanspeter Ludwig, Wetzlar
Druck und Bindung: Druckhaus Bechstein GmbH
Willy-Bechstein-Straße 4, 35576 Wetzlar, Deutschland
Printed in Germany

ISBN 978-3-8379-3381-9 (Print)
ISBN 978-3-8379-6272-7 (E-Book-PDF)
ISSN 3053-5336 (Print)
ISSN 3053-5344 (Digital)

Inhalt

»Wir leben die Übergangszeit zwischen der bisherigen Geschichte,
die eine Geschichte der Kriege war,
und einer Zukunft,
die entweder das totale Ende
oder einen Weltfriedenszustand bringen wird.«
Karl Jaspers

Geleitwort von Jörg Frommer

Karl-Heinz Bomberg stellt sein neues Buch in den Gesamtzusammenhang seines wissenschaftlich-literarischen Werks, verbunden mit der Aufgabe, sichtbar werden zu lassen, dass und wie gegenwärtige politische Krisen die Verarbeitung erlittenen Unrechts von Opfern des SED-Unrechtsstaats DDR erschweren, alte Wunden wieder aufreißen und bisher gelingende Kompensationen infrage stellen oder gar scheitern lassen. Bereits das vorangestellte Motto aus Karl Jaspers' *Die Atombombe und die Zukunft des Menschen* (1958) spielt auf die Bedrohung durch den aktuellen Krieg im Osten Europas und die in ihm entfesselte unvorstellbare Destruktivität, Dehumanisierung und Grausamkeit einer Welt an, die von allen guten Geistern verlassen einem nihilistischen Narzissmus preisgegeben erscheint, in dem inhaltsleere Machtversessenheit und Unterwerfungslust alle anderen Leitwerte ersetzt zu haben scheinen. Dem Autor geht es um Gegengewichte, um eine Kultur der Humanität, die nicht verordnet und organisiert dem Individuum übergestülpt wird, weil das zum »guten Ton« gehört, sondern von innen kommt, in kleinen familiären und freundschaftlichen Nischen mitmenschlich geteilt wird, von wo sie in den öffentlichen Raum strömt, und vor allem: die empathisches Fühlen nicht durch kluge Argumente erschlägt, sondern als Ausgangspunkt betrachtet. Seine Argumente kommen quasi nicht von oben, sondern von unten: 28-jährig als junger Arzt und kritischer Liedermacher unter anderem wegen des titelgebenden Friedensliedes *Was Menschen Menschen antun* verhaftet, verhört und mit ungewissem Ausgang mehrere Monate im Gefängnis, lernte er die unerbittlichen Mühlen totalitärer Repression kennen und begriff spätestens zu diesem Zeitpunkt, was die »transzendentale Obdachlosigkeit« (Georg Lukács) des modernen Menschen in einer Welt, deren allgemeingültiges Wertgefüge zerborsten ist, für das Individuum in ihr bedeutet. Statt im ruhigen Fahrwasser von Tradition und

Vertrautheit Eigenes zur Reife zu bringen, »verliert« – mit den Worten Siegfried Kracauers (1923, S. 155) –

> »das Seiende seine Bannkraft, und es öffnen sich die Reiche der Unendlichkeit. Ein schrankenloses Streben auf allen Lebensgebieten wird zur Grundhaltung unseres Wissens überhaupt. In Theorie und Praxis beruhigen wir uns nicht bei irgendeiner selbstgenügsamen Wirklichkeit, die dem Geiste Halt gebieten und ihn umfrieden könnte, sondern rasten erst im Unendlichen und finden Ruhe nur in der Bewegung.«

Mehr als die Vorgängerbände spiegelt dieses neue Buch die expressionistische Erkenntnis wider, dass eine Zeit, die den Rückgriff auf sicher Geltendes in allen Lebensbereichen sowie philosophisch beschlagenem Wissenschaftler gerecht zu werden versuchen. Dem Ausdruck zu verleihen, dient der Aufbau des Buchs, der weniger geprägt ist von wissenschaftlicher Stringenz und systematischer Durchdringung, als vielmehr collagen- und kaleidoskopartig wirkend den vielfältigen Aspekten und Stimmen zum Thema Raum gibt. Dabei lässt er Metaphorik und Ironie walten und entspricht so eher einer Art Kunstwerk, das auch neuer Darstellungsformen bedarf. In Karl-Heinz Bombergs Fall sind dies solche, die der Verschränkung von persönlicher Betroffenheit durch politische Traumatisierung, künstlerischer Verarbeitung dieser Erfahrung als kritischer, aber auch lyrischer, Musiker und Liedermacher, klinischer Erfahrung an Patientenschicksalen als Arzt und Psychoanalytiker sondern auch Fühlen lässt, wie Angst und Verzweiflung am Destruktiven einer Art Konstruktivität weichen, die Trauer zulässt und durch kreative Entfaltung zukunftsfähige Auswege schafft.

Dies ist ein wichtiges Buch für Psychotherapeuten und Psychoanalytiker auch deshalb, weil die Notwendigkeit abstinenter Zurückhaltung in Analysen und Therapien, die der Wunscherfüllung des Patienten Absage erteilt, wertungsneutral zuhört und auch auf eigene Bedürfnisbefriedigung in der therapeutischen Beziehung verzichtet, in unserem Berufszweig stets die Gefahr einer *Déformation professionnelle* dergestalt beinhaltet, dass wir Tendenzen entwickeln, uns generell aus dem aktiven öffentlichen Leben herauszuhalten, also »Abstinenz« auch dort walten lassen, wo wir gar nicht den Rahmenbedingungen therapeutischer Interaktion zu gehorchen haben, sondern Bürger einer demokratischen Zivilgesellschaft sind, in der letztlich jeder durch sein Verhalten mitentscheidet, welchen Kurs das Schiff nimmt. Der Autor reiht sich hier ein in die Genealogie politisch engagierter Analytiker, die eine Affinität von Psychoanalyse und Demokratie in der Verpflichtung auf Empathie und Humanität im Umgang miteinander sehen. Demokratie ist in diesem Verständnis keine Sache abstrakter Institutionen, sondern ein Regelwerk von Gemeinschaften, die im Privatleben, Berufsleben und im öffentlichen Raum eine respektvolle Konfliktaustragungskultur verbinden mit Empathie, Takt und Wertschätzung gegenüber dem Anderen.

Jörg Frommer
Magdeburg und Berlin, im April 2024

Geleitwort
von Stephan Hilsberg

Die Exekution politischen Strafrechts, ganz gleich unter welchen politischen Farben sie stattfindet, ist gewiss ein Ausfluss destruktiven Verhaltens von Menschen, also ihrer aggressiven Seite, und zwar sowohl als Motiv zur politischen Drangsalierung als auch als Wesenserscheinung bei jenen, die die politische Verfolgung durchzuführen haben, von Amts wegen.

In der Regel rücken bei einer Darstellung politischen Unrechts die Opfer ins Zentrum der Betrachtung. Das ist im vorliegenden Buch auch der Fall. Gleichzeitig geht der Blick darüber hinaus. Nicht nur, dass die durch die politische Verfolgung – bis heute – Traumatisierten selbst zur Sprache kommen. Sie sind allesamt auch Autoren dieses Buchs. Vielmehr hinterfragt sein Herausgeber, in Personalunion Autor, Therapeut und selbst Opfer der SED-Diktatur vom Grundsatz her die Folgen erlittener Traumatisierung, und zwar ihre seelischen.

Wir sind hier bei einer der dunkelsten Seite von uns Menschen. Denn Aggressivität ist uns allen eigen. Neben vielen Eigenschaften, die wir Menschen haben, können wir auch kämpfen. Verbal, mit Gesten, Worten, Fäusten und mit Waffen. Und es wäre ein gewaltiger Irrtum anzunehmen, diese Aggressivität wäre etwas per se Schlechtes. Aber mit dieser Sicht befindet man sich schnell auf dünnem Eis. Denn obwohl Aggressivität allen Menschen eigen ist, versuchen sich nicht wenige davon zu distanzieren und sind auf der Suche nach Wegen, diese unter Kontrolle zu behalten, sich ihre eigenen aggressiven Fallen bewusst zu machen, um sie im Falle eines Falles umgehen, vermeiden zu können. Diesen Weg geht Karl-Heinz Bomberg nicht. Im Gegenteil, er unterscheidet – dabei seinen psychologischen Lehrmeistern Freud und Fromm folgend – sogar zwischen guter und schlechter Aggression, zwischen destruktiver und konstruktiver. Ich muss zugeben, dass ich etwas gestutzt habe.

Aber natürlich ist das richtig. Aggressiv ist es nicht nur, andere Menschen zu unterdrücken, sie zu demütigen, zu beschimpfen, kurz: ihnen Gewalt jedweder Art anzutun. Seine kämpferischen Fähigkeiten braucht man auch, wenn man sich behaupten, sich wehren muss, mit Worten wie mit Taten. Nicht die Aggression als solche, letztlich die Fähigkeit dazu ist das Problem, sondern das Ziel und die Verhältnismäßigkeit der Mittel.

Wenn heute ein neuer Trend darin besteht, mithilfe von Anti-Aggressionstraining den eigenen Aggressionstrieb kontrollieren zu können, so bleibt es eine Illusion, diesen in uns Menschen einzudämmen bzw. ganz zum Erliegen zu bringen und den Homo sapiens damit insgesamt friedlicher, quasi menschlicher zu machen. Natürlich, das, was im politischen Raum Menschen einander antun und angetan haben, ist ohne den Aggressionstrieb schlechthin nicht erklärbar. Und das gilt insbesondere für die politische Verfolgung zu DDR-Zeiten. Ohne Unterdrückungsmechanismen hätte die SED-Diktatur nicht überleben können. Dafür gab es das politische Strafrecht, die Stasi-Gefängnisse Hohenschönhausen und Normannenstraße, Bautzen und Cottbus, Chemnitz und Halle oder den Geschlossenen Jugendwerkhof Torgau, in dem Jugendliche gebrochen werden sollten. Und wer diese Einrichtungen von innen gesehen hat, wer ihnen ausgeliefert, unterworfen worden war, der braucht nicht selten auch heute noch Hilfe, ja manchmal braucht er sie überhaupt erst heute, weil erst jetzt wegen unterschiedlichster Ereignisse plötzlich die Traumata von gestern wieder lebendig werden.

Dabei wirken der Krieg in der Ukraine, aber auch die Coronapandemie-Erfahrungen wie Neuauslöser der alten verdrängten, tief verbunkerten Trauma-Erfahrungen. Und diese lösen heute neue Ängste aus, die an die alten anknüpfen. Trauma-Erfahrungen vergehen nicht. Man kann es wohl lernen, mit ihnen umzugehen, sie zu verstehen, Antworten zu finden, man kann wohl mit ihnen leben lernen und man kann auch wieder alltagsfähig werden. Allerdings – nicht jeder kann das. Es ist das Verdienst des Autoren, sich dieser Lebensbiografien angenommen zu haben und Ansprechpartner zu sein, für alle, die durch den Leidensweg politischer Verfolgung in der SED-Diktatur gegangen sind. Karl-Heinz Bomberg ist nicht nur ein Autor, der den Opfern die Möglichkeit gibt, ihre Erfahrungen im öffentlichen Raum zu artikulieren – schon das ist eine wichtige Form der Therapie –, sondern er bietet vor allem direkte und praktische, therapeutische Hilfe an. Dabei kommt ihm vielleicht zugute, dass er selbst Repressionserfahrungen zu verarbeiten hat. Ich glaube allerdings, dass das keine therapeutische Voraussetzung ist. Es hilft vielleicht beim Verstehen und es senkt die Hemmschwelle. Aus Opfern von gestern sind Patienten geworden. Das ist schon mal ein Fortschritt. Aber eben nur ein Schritt.

Was Menschen Menschen antun hat so viele Seiten. Auch wer verfolgt war und heute an seinen Traumata zu knabbern hat, ist nicht frei von Aggression. Wie könnte er, gerade er? Die Vorwürfe gegenüber einer scheinbar ignoranten Gesellschaft oder herzlosen Politik, die im vorliegenden Buch von den einst politisch Verfolgten artikuliert werden, sind dennoch authentisch. Sie kommen von Herzen, unmittelbar aus dem eigenen Erleben und Reflektieren. Wer sind wir, wenn wir uns hinstellen und sagen: Das ist doch alles Unsinn, das stimmt doch so nicht! Wer zu diesen Reflexionen vordringt – und ich empfehle deren Lektüre sehr –, der wird sich sagen müssen, dass es eben nicht damit getan ist, nur einfach die Fakten zu nennen. Empathie ist auch da notwendig, wo ein rationaler Zugang faktisch nicht mehr möglich ist. Doch das heißt ja nicht, dass er das in Zukunft nicht wieder sein wird. Und das betrifft lange nicht nur ehemalige Opfer der SED-Diktatur.

Eine der Schwächen unserer Demokratie besteht in ihrer Beschränkung auf den rationalen Diskurs. Akzeptiert wird nur, was logisch, verständlich, letztlich vernünftig erscheint. Aber Menschen sind nicht nur logisch, rational und vernünftig. Häufig – und heute zunehmend – fällt das, was der Einzelne als vernünftig ansieht und empfindet, und der politische Diskurs auseinander. Wer nicht »vernünftig« argumentiert, der kommt im politischen Diskurs nicht mehr vor. Die Folge ist, dass die Lüge, die Demagogie sich selbst ermächtigt hat und mit Macht unseren politischen Diskurs verändert.

Die Bindungskräfte und die Fähigkeit zur Integration unserer Demokratie sind in geradezu erschreckender Weise erodiert, ohne dass die sich als demokratisch verstehenden Parteien – als Altparteien, Establishment oder Etablierte verunglimpft – Mittel und Wege gefunden hätten, den Anliegen derjenigen, die seit Jahrzehnten sichtbar vor unser aller Augen in die politische innere Emigration gegangen sind, wieder eine Stimme zu geben, ihnen das Gefühl zu geben, dass auch ihre Anliegen in der Politik verhandelt werden. Sicher, das ist keine Einbahnstraße, aber eben auch keine der Wähler. Dort wo das Verständnis füreinander abgenommen hat, wo der Diskurs zum Erliegen gekommen ist, wächst die Aggression unhaltbar. Und Arroganz und Hochmut sind auch eine Form von Aggression.

In der Demokratie brauchen wir den Respekt voreinander und gegenüber jedermann und -frau, ganz gleich, für wie legitim wir die Anliegen oder Ansprüche halten. Antonia Grunenberg hat sehr schön beschrieben, dass die Demokratie davon lebt, dass möglichst alle politischen Positionen in unserer Gesellschaft in unseren Diskurs gehören, ohne sie zu tabuisieren, zu ignorieren oder gar verbieten zu wollen. Sicher ist das gelegentlich auch ein Balanceakt. Aber Positionen abzulehnen heißt ja nicht, damit auch ihre Vertreter zu ignorieren. Reden müssen wir mit allen, doch das tut unsere Demokratie schon lange nicht mehr. Karl-Heinz Bomberg hat Recht, wenn er anmahnt, dass die Demokratie es wieder lernen muss, die harte Arbeit der Kompromissfindung, das Ausloten dessen, was machbar ist und was genau aus diesem Grund die Mitte der Gesellschaft darstellt, auf sich zu nehmen, ohne in die immer weiter um sich greifenden Ausgrenzungsreflexe zu geraten.

Wir leben in unserer Demokratie nicht in der besten aller Welten. Es ist die für das Selbstbestimmungsrecht der Menschen angemessene Staatsform. Frei von Anfechtungen ist unsere Demokratie nicht. Unsere Gesellschaft wird sich immer weiter ausdifferenzieren. Wer heute schon meint, dass es nun mal reicht, wird erleben müssen, dass das eigentlich erst der Anfang war. Wir müssen uns gegenseitig akzeptieren und ernst nehmen. Der Diskurs, auch unser demokratischer, darf nicht nur von der sogenannten Elite bestimmt werden. Alle Menschen gehören in ihn hinein. Da, wo die Menschen das Gefühl haben, dass auch sie wichtig sind, da entsteht Vertrauen, da kann auch Sicherheit in den zwischenmenschlichen Beziehungen wachsen. Und dann muss man vielleicht nicht den Ausweg in die eigene Fähigkeit zur Destruktion suchen. Das ist ein weiter Weg. Aber er ist eben auch das Ziel.

Stephan Hilsberg
Berlin, im Mai 2024

1 Einleitung

Die Langzeitdokumentation mit theoretischen Aspekten und praktischen Behandlungsverläufen wird fortgesetzt: 2004 und 2009 waren es unsichtbare Wunden, 2015 verborgene Wunden, 2018 heilende Wunden mit den Schwerpunkten Vulnerabilität und Resilienz, 2021 seelische Narben mit dem Fokus auf Freiheit und Verantwortung. 2024 fällt in *Was Menschen Menschen antun* der Blick auf Destruktivität und Konstruktivität, auf die *Retraumatisierung politisch Verfolgter der DDR*. Wieder möchte ich den Betroffenen eine Stimme geben.

Nachdem die Wunden im letzten Buch zu Narben geworden waren, brechen sie angesichts der jüngsten Geschehnisse wieder auf. Die Coronapandemie und aktuelle kriegerische Auseinandersetzungen sind die großen Themen. Trigger-Situationen können auch der Tod politischer Häftlinge, Hinrichtungen, Erinnerungen an die Mauertoten und ähnliche Ereignisse sein. Retraumatisierungen sind vielfältig und erreichen ganz unterschiedliche Schweregrade – von der klassischen posttraumatischen Belastungsstörung (PTBS) bis hin zu Depressionen, Ängsten, psychosomatischen Beschwerden und anderen Erscheinungen. Eine Traumatisierung kann widerständiger, aber auch empfindlicher, misstrauischer und schließlich wachsamer machen. Eine Traumafolgestörung ist wie eine Grunderkrankung zu sehen, die man überall hin mitnimmt. Trigger kann es von innen und außen geben.

Ich beschäftige mich seit über 40 Jahren mit dem Thema Krieg und Frieden, zunächst als Liedermacher, dann als Arzt und schließlich als Psychoanalytiker. Der Auslöser für dieses Buch sind aktuelle starke Spaltungsprozesse nach der Coronakrise und den Kriegen in der Ukraine und im Nahen Osten. Hier bedarf es der Einbeziehung von Zwischentönen, um Bewältigungsmöglichkeiten aufzuzeigen. Meine Grundhaltung dabei heißt: mehr Diplomatie, weniger Waffen.

Zunächst geht es im vorliegenden Buch um verschiedene psychoanalytische Betrachtungen zum Thema, dann um einen kurzen geschichtlichen Überblick zu Krieg und Frieden sowie zu den Menschenrechten. Ausgehend von der »Allgemeinen Erklärung der Menschenrechte« von 1948 erfolgt eine Zusammenfassung der Zeit davor und danach. Auch die Bedeutung der Literatur, der Künste wird mit einigen Schwerpunkten dargestellt. Schließlich erfolgt die Einbeziehung der analytischen Literatur von Erich Fromm, Stavros Mentzos, Hans-Jürgen Wirth über Robi Friedman, Sigmund Freud, Christoph Seidler, Heinz Weiß bis hin zu Roger Money-Kyrle, Andreas Maercker u. a.

Als ich unter anderem wegen meines Liedes *Was Menschen Menschen antun*, das diesem Buch den Titel gibt, 1984 im Gefängnis saß, las ich Lew N. Tolstois *Krieg und Frieden*. In den 80ern hatte ich Kontakt zu Friedensaktivisten aus der DDR, der BRD (IPPNW: Internationale Ärzte für die Verhütung des Atomkrieges, Ärzte in sozialer Verantwortung e. V.) und dem europäischen Ausland. Horst-Eberhard Richter gehörte auch dazu. Willy Brandt sagte damals: »Der Friede ist nicht alles. Aber alles ist ohne den Frieden nichts.« Mit dem Thema DDR-Unrecht und seinen gesundheitlichen Spätfolgen bin ich seit 2004 in Deutschland und seit 2014 international durch die Erweiterung der Thematik auf die Menschenrechte unterwegs – in Italien, Frankreich, Belgien, Schweiz, Österreich, Bosnien-Herzegowina, den USA, im Senegal, in Mali, Südafrika, Japan, Kambodscha, der Tschechischen Republik. Eine Einladung nach Argentinien erfolgte im Sommer 2024, Einladungen in den Oman, nach Sri Lanka, Bangladesch und Madagaskar stehen an.

Die Erweiterung des Themas in diesem Buch zieht auch eine Vergrößerung der Zahl der Mitgestalter nach sich. Diesmal kommen 28 Protagonisten zu Wort. Zusammenfassend und ausblickend wird die Frage aufgeworfen: Wie politisch darf ein Psychoanalytiker sein? Doch das Thema kann nur mit vereinten Kräften bearbeitet werden, im ewigen Kampf zwischen Gut und Böse. Hierzu gehören Politiker, Philosophen, Theologen, Ärzte, Lehrer, Wirtschaftsexperten und eben auch Psychoanalytiker an einen Tisch.

Was Menschen Menschen antun, beschäftigt mich seit meinem Studium. Das gleichnamige Lied, am Anfang meiner künstlerischen Arbeit entstanden, drückt dieses zentrale Anliegen aus. 2023 wurde es 40 Jahre alt. Am 29. Februar 2024 jährte sich der Tag meiner Inhaftierung ebenfalls zum 40. Mal. »Liebe sucht Frieden« ist die Stimme der Zuversicht und der

Hoffnung im Ausblick. Traumafolgeschäden bleiben mein Auftrag. Und mit der Positionierung des Themas bin ich weiter beschäftigt. Im Rahmen eines Vortrags zur Langen Nacht der Wissenschaften an der IPU Berlin am 17. Juni 2023 wurde das Thema in die Psychoanalyse der menschlichen Destruktivität eingeordnet. Unter diesem Dach möchte ich meine Ansichten nun ausführen: menschliche Destruktivität als intrapsychisches Phänomen, als interpersonelles Geschehen und im gesellschaftlichen Feld als Gewaltherrschaft und im Krieg. Resilienzfaktoren werden dem entgegengestellt: die große Energie der Liebe, des Glücks, der Freude und des Friedens. Entwurzelung und fehlendem Verbundensein stehen Verwurzelung und sichere Bindung gegenüber. So kommt auch eine Anatomie der Konstruktivität zur Darstellung.

Wieder kommen Betroffene zu Wort, um die Entwicklung aufzuzeigen. Darin liegt ein erstaunliches Potenzial, was zu wenig genutzt wird. Herrscht etwa Angst, dass die kritischen Geister von gestern nun auch kritische Geister von heute werden könnten? Blicken wir auf die DDR-Geschichte zurück, so hat jeder seine eigene Geschichte. Heute haben wir alle zusammen und jeder Einzelne eine Verantwortung vor der Schöpfung. Deshalb sind Frieden und Demokratie so wichtig vor Krieg und Gewaltherrschaft. Die Erforschung menschlicher Destruktivität und die Gestaltung menschlicher Konstruktivität sind alte, doch weiterhin hochaktuelle Themen. Möge dieses Buch einen kleinen Beitrag dazu leisten und Anregung für seine Leser sein.

Karl-Heinz Bomberg
Berlin, im April 2024

2 Destruktivität und Konstruktivität

Destruktivität und Konstruktivität – zwischen diesen beiden Polen gibt es ganz viele Einstellungen und Handlungsweisen. Nicht alles, was wir Menschen tun, ist konstruktiv, nicht alles destruktiv. So sieht es der Normbereich. Philosophisch gesehen sind die beiden Begriffe ein dialektisches Paar und brauchen einander im Sinne von Einheit und Kampf der Gegensätze. Wenn die Destruktivität deutlich überwiegt, kann es gefährlich werden für das Individuum und für die Gesellschaft. Reine Konstruktivität im Sinne des ausschließlich Positiven vermeidet Störfelder und häuft auf diese Weise welche an. Das Destruktive wirkt im Konstruktiven und umgekehrt. Konstruktivität und Destruktivität sind bewusst und unbewusst. Sie sind immer da, und es kommt auf die richtige Mischung an. Doch was heißt Destruktivität? Was heißt Konstruktivität? Blicken wir auf gängige Definitionen:

> »*Destruktivität* (lateinisch *destruere* ›niederreißen‹, ›zerstören‹) beschreibt die zerstörerische Eigenschaft von Dingen oder Sachlagen bzw. die zerstörerische Geisteshaltung oder Handlungsweise von Menschen. Sie ist das Gegenteil von Konstruktivität oder Produktivität.«[1]

> »*Konstruktivität*, Adj.: konstruktiv (spätlateinisch *constructivus*; lat. *construere*: zusammenbauen, bauend zusammensetzen, schichtweise zusammen-, in die Höhe bauen) beschreibt die aufbauende, einer Entwicklung dienende Eigenschaft von Dingen oder Sachlagen bzw. die einen sinnvollen Aufbau fördernde Geisteshaltung oder Handlungsweise von Menschen. Sie ist das Gegenteil von Destruktivität und grenzt sich als Fremdwort im deutschen Sprachgebrauch trotz gleicher lateinischer Ab-

1 https://de.wikipedia.org/wiki/Destruktivität

> leitung von dem vor allem ergebnisorientierten Begriff Konstruktion ab.«[2]

Beliebte Synonyme zur *Konstruktivität* sind Wirksamkeit, Effizienz, Produktivität und Systematik im Sinne von Effektivität. Konstruktives Verhalten beinhaltet eine positive Lebensgestaltung voller Lebensfreude und mit hoher Lebensqualität bis hin zum Glück. Grundlage ist eine realistische Einschätzung der Realität mit Chancen, Möglichkeiten und Ressourcen. *Destruktivität* wird oft synonym für ungut, schädlich, unheilvoll bis toxisch gebraucht. Destruktive Verhaltensweisen sind demzufolge zerstörerische Haltungen und Handlungen. Destruktivität ist wie zuvor gelesen also das Gegenteil von Konstruktivität – vice versa.

In der Philosophie als übergeordnete Wissenschaft konnte ich diesbezüglich keine passenden Verbindungen finden, die allerdings trotzdem naheliegen. In der Psychologie und in den Erziehungswissenschaften werden die Begriffe hingegen ausführlicher behandelt. Auch Johann Wolfgang von Goethe, von der Hegel'schen Dialektik beeinflusst, ließ in *Faust II* eine Gesellschaftsvision entstehen, in der das Böse integriert ist und das Gute die Feder führt. Mephistopheles als der Gegenspieler: »Ich bin ein Teil von jener Kraft, die stets das Böse will und stets das Gute schafft.« Goethe gelang es hier, die Widersprüchlichkeit des Menschen auf hohem Sprachniveau darzustellen und eine Vision zu entwerfen. Wir können uns der Wahrheit annähern und doch nie ganz erkennen, »was die Welt im Innersten zusammenhält«.

Das Wortpaar Konstruktivität und Destruktivität vergleiche ich auch mit Aufbau und Abbau, wobei diese Begriffe neutraler sind. Destruktivität steht eben nicht nur für Abbau, sondern auch für Zerstörung. Der kontrollierte Abriss ist ein anderer als z. B. der Zustand nach einem Bombenangriff. Ein weiterer Vergleich drängt sich mit Assimilation und Dissimilation auf. Lateinisch *assimilare* heißt »ähnlich machen« und bedeutet somit Anpassung und Angleichung. In der Biologie ist Assimilation die Umwandlung von körperfremden in körpereigene Stoffe. Im Gegensatz dazu ist Dissimilation die Ungleichmachung. Biologisch steht dahinter der Abbau von Körpersubstanzen im Stoffwechsel.

2 https://de.wikipedia.org/wiki/Konstruktivität

2.1 Psychoanalytische Betrachtungen

Aus meinen Erfahrungen und Literaturstudien möchte ich folgende Gedanken voranstellen, die wiederholt bei meinen Betrachtungen auftreten. Grundlegend geht es dabei um gutartige und bösartige Aggression sowie gutartigen und bösartigen Narzissmus. Wer Ohnmacht erlebt hat, kann dazu kommen, diese mit Macht zu kompensieren.

Erich Fromm (1974) unterscheidet zwischen defensiver Aggression, die der Erhaltung des Lebens beim Menschen wie beim Tier dient, und einer destruktiven Lust am Quälen und Töten, die spezifisch menschlich ist. Hans-Jürgen Wirth beschäftigt sich in seinem Buch *Narzissmus und Macht* (2015) mit gesundem und krankhaftem Narzissmus. Diesbezüglich hatte ich ein Schlüsselerlebnis, als ich vor vielen Jahren den sehr berührenden Film *Der große Diktator* (1940) mit Charlie Chaplin in der Hauptrolle sah. Chaplin verkörpert für mich den guten oder gesunden, Hitler den bösen oder kranken Narzissmus. Das kommt in vielen Szenen des Films zum Ausdruck:

> »*Der große Diktator* (Originaltitel *The Great Dictator*) ist ein US-amerikanischer Spielfilm von Charlie Chaplin und eine Satire auf Adolf Hitler und den Nationalsozialismus, richtete sich symbolisch aber auch gegen die US-Staatsmacht und den Militarismus allgemein. Die Uraufführung fand am 15. Oktober 1940 statt. Chaplins erster Tonfilm war für ihn wirtschaftlich besonders erfolgreich.
>
> Berühmt ist die leidenschaftliche Rede Charlie Chaplins gegen Ende des Films – ein eindringlicher Appell an Soldaten und die ganze Welt für Demokratie, Frieden und Menschlichkeit.«[3]

Die Psychoanalyse hat sich seit ihrer Entstehung mit diesem Thema befasst. Ihrem Begründer Sigmund Freud ging es im Kern immer wieder um die Sublimierung des Aggressionstriebs. Den Zweiten Weltkrieg bezeichnete er als den absoluten Durchbruch des Es. Viele seiner Kollegen haben sich mit der Destruktivität im familiären Bereich auseinandergesetzt, deutlich weniger im gesellschaftlichen und politischen Kontext.

> »In seinem 1933 in Paris in französischer, englischer und deutscher Sprache veröffentlichten Briefwechsel mit Albert Einstein zum Thema Krieg greift

3 https://de.wikipedia.org/wiki/Der_große_Diktator

> Freud auf die früheren Kriegsessays zurück. Hier wiederholt er seine Behauptung, dass die Triebe des Menschen im Wesentlichen in erotische und aggressive zu klassifizieren sind: »Wir nehmen an, dass die Triebe des Menschen nur von zweierlei Art sind, entweder solche, die erhalten und vereinigen wollen – wir heißen sie erotische, ganz im Sinne des Eros im *Symposion* Platos, oder sexuelle mit bewusster Überdehnung des populären Begriffs von Sexualität –, und andere, die zerstören und töten wollen; wir fassen diese als Aggressionstrieb und Destruktionstrieb zusammen« (Anz, 2023).

Freud bezeichnete sich und Einstein als Pazifisten.

Das Konzept der »historischen Traumas« (Maercker, 2023) kann hilfreich für die kollektive Erinnerung auch für Ostblockstaaten sein. Ursprünglich wurde es um das Jahr 2000 entwickelt nach Forschungen an der indigenen Bevölkerung Nordamerikas und zum Holocaust. Es handelt sich um kollektive Traumatisierung durch Versklavung, schwere Unterdrückung, Kriege, fortgesetzte Diskriminierung, Rassismus und Ausgrenzung. Die Konsequenzen daraus sind: intergenerationale Traumaeffekte und individuelle Psychopathologien, soziale Nachteile und Ungleichheit, soziale Pathologien mit hohem Misstrauen und Bitternis sowie dysfunktionale Opfergeschichten. Die Anwendung erfolgte in Ostdeutschland, Georgien, Litauen, Polen, Rumänien und der Ukraine.

> »Kriege, Repressionserfahrungen, kollektive Vernichtungserfahrungen können Individuen und kollektive Psychen über Jahrzehnte und Jahrhunderte (mit-)prägen. Das neue Konzept des ›Historischen Traumas‹ von amerikanischen Indigenen Sozialwissenschaftlern beinhaltet zudem den Blick darauf, ob die Betroffenen oder deren Folgegenerationen bis heute marginalisiert und diskriminiert werden. Ich werde dieses Konzept im Kulturvergleich und in Bezug auf seine ›Heilungs‹-Perspektive vorstellen« (Maercker in Vorbereitung seines Vortrags »Historisches Trauma: ein neues Konzept der Kulturpsychologie«, 18.10.2024 in der APB Berlin).

Brockhaus (2024) beschreibt in ihrem Vortrag die Ansichten Freuds 1915 nach dem Ausbruch des Ersten Weltkriegs. Über 100 Jahre später wirken diese Gedanken sehr aktuell und beinahe zeitlos:

> »Die Kriege und Krisen der letzten Jahre lassen Sicherheiten und Gemeinsamkeiten erodieren. In seinem Essay – Zeitgemäßes über Krieg und Tod –

wählt Freud einen selbstreflexiven Zugang und beschreibt die Verwirrung, schmerzliche Enttäuschung und Entfremdung, mit denen er auf die Entzivilisierung im Ersten Weltkrieg reagiert. Die moralische Rechtfertigung von Hass und Gewalt im Kampf gegen den Feind legt den Ausweg aus der Verunsicherung nahe: die Identifikation mit der Freund-Feind, richtig-falsch, gut-böse Spaltungslogik. Auch die psychoanalytische Zeitdiagnostik ist der Verführung ausgesetzt, die Wissenschaft als Waffe zu verwenden. Entsetzen über moralisches Versagen dominiert heute wieder die Reaktionen auf Kriege und Krisen, verfeindete Diskurs-Lager sprechen sich gegenseitig die Menschlichkeit ab. Psychoanalytiker diagnostizieren moralische Taubheit und rufen zu einem – *ethical turn* – auf. Freud ordnet diese moralische Kritik und aggressive Abwertung der Mitbürger als illusionäre Verkennung der Omnipräsenz egozentrischer und destruktiver Impulse ein. Taugen seine scharfe Kritik der Moralisierung und sein lakonisches Motto – Die Moral versteht sich von selbst – noch in dieser Zeit, in der Verkehrung ins Gegenteil (Sasse, 2023) zum politischen Alltag geworden ist, Begriffe wie Wahrheit, Versöhnung, Kontext, Kompromiss ins Abseits geraten sind?«

An dieser Stelle möchte ich einwerfen: Taugt unsere Lunge noch für die heutige Zeit? Taugt unser Darm noch für die heutige Zeit? Ja, sie taugen, aber die veränderten Umweltbedingungen stellen neue Anforderungen. Warum sollte das für unser Gehirn und Denken nicht auch gelten?

Freud war zu Beginn des Ersten Weltkriegs selbst mitgerissen und begeistert. Das änderte sich schnell. Er wurde zunehmend kritischer und zum Pazifisten. Dadurch wurde er weniger erwähnt, auf gewisse Weise ausgegrenzt. Freud nahm also für seine persönliche Meinung Nachteile in Kauf. Ohne eine solche Haltung ist generell keine Entwicklung möglich. Nicht nur seine schöpferische Leistung im Umgang mit dem Unbewussten als Begründer der Psychoanalyse, sondern auch seine Haltung hat Vorbildcharakter.

Es folgen einige Beispiele von politischer Gewalt aus der jüngsten Geschichte: Der 38-jährige Czesław Jan Kukuczka wurde am 29. März 1974 »mit einem gezielten Schuss in den Rücken aus einem Versteck heraus erschossen« von einem Stasi-Mitarbeiter am Grenzübergang Friedrichstraße Berlin, DDR. Die Tat erfolgte aus kurzer Distanz und rücklings. 34 Jahre später steht der Ex-Stasimann vor Gericht: »Inzwischen sieht die Staatsanwaltschaft das Mordmerkmal der Heimtücke erfüllt.« Dadurch ist die Tat, die staatlich durch die SED-Diktatur verordnet war, nicht als Totschlag verjährt. Ein besonders grausames Beispiel des sozialistischen Staats DDR.

Jörg Drieselmann war ein Bleiber (vgl. Krawczyk, 2023, S. 53). Er wollte die DDR nicht verlassen. Für ihn ist Heimat, in der Herkunft verwurzelt sein. Dazu trugen eine gute familiäre Einbindung und ein enges Verhältnis zur schönen Landschaft in Thüringen bei. Kurz nach dem Abitur mit 18 Jahren wurde er wegen staatsfeindlicher Hetze und als Oberhaupt einer terroristischen Bande zu vier Jahren und drei Monaten Freiheitsentzug verurteilt und verbüßte davon zwei Jahre und drei Monate. Grundlage für die politische Haft war ein Plakat mit der Aufschrift: »Seit dem 13. August 1961 wurden an der Berliner Mauer und innerdeutschen Grenze soundso viele Personen getötet« (ebd., S. 56f.). Diese Ereignisse haben sein Leben entscheidend geprägt. 1976 wurde er von der Bundesrepublik freigekauft und begann ein neues Leben.

Fromm (1991, S. 98, 105) skizziert den psychoanalytischen Weg zum Verständnis der Aggressionen, dass die Psychoanalyse zunächst nicht die Nachteile des Behaviorismus und der Instinkttheorie aufarbeitet. Doch »die Entdeckung der unbewussten Prozesse und der dynamischen Charakterauffassung war radikal, weil sie bis zu den Wurzeln menschlichen Verhaltens vordrang.«

2.2 Die Anatomie menschlicher Destruktivität

Nach diesen einführenden Betrachtungen geht es nun vertieft um die zentralen Begriffe von Destruktivität und Konstruktivität. Schwerpunkt ist dabei die psychologische, soziologische und psychoanalytische Durchdringung. Aus meinem Erleben als politischer Häftling, der der Ohnmacht, Hilflosigkeit und den destruktiven Energien des Freiheitsentzugs sowie der Zersetzung ausgesetzt war, und den Therapieerfahrungen mit Betroffenen versuche ich nun in der Theorie Verbündete zu gewinnen. Folgerichtig möchte ich an dieser Stelle ein epochales Buch Erich Fromms (1991 [1974]) näher vorstellen. Als Einstieg bietet sich ein Blick auf die landläufige Beschreibung:

> »In seinem Werk *Anatomie der menschlichen Destruktivität* definierte Erich Fromm Destruktivität als ›bösartige Aggression‹ (Zerstörungswut, Grausamkeit, Mordgier u.ä.) und analysierte sie als eine menschliche Leidenschaft bzw. Charakterstruktur; gleichzeitig aber auch als einen Wesenszug, der in kapitalistischen Gesellschaften verstärkt wird. In diesem Zusammenhang

untersuchte er 30 rezente vorindustrielle Kulturen mit verschiedenen Lebensweisen anhand von ethnographischen Aufzeichnungen auf ihre konfliktsoziologischen Verhaltensweisen. Er kam dabei zu dem Ergebnis, dass die ›Kriegslust‹ mit der Entwicklung der Zivilisation zugenommen habe: Je mehr verschiedene Dinge der Mensch produziert und besitzt, desto größer sind Habgier und Neid, die er als zwingende Voraussetzungen für kriegerische Handlungen auffasste. Fromm stellte in seiner Studie fest, dass zumindest destruktives Verhalten bei den egalitär organisierten (unspezialisierten) Jägern und Sammlern viel häufiger fehlte oder viel geringer ausgeprägt war als bei zivilisierten Gesellschaften. Ursächlich sind nach seiner Auffassung die soziokulturellen Bedingungen, die er in die drei Gruppen ›Lebensbejahende Gesellschaften‹, ›Nichtdestruktiv-aggressive Gesellschaften‹ und ›Destruktive Gesellschaften‹ gliederte […].«[4]

Die Ursache von Kriegen ist vermutlich kein angeborener Aggressionstrieb, sondern es gab zunehmende Konflikte in der Zivilisation seit der neolithischen Krise (Ackerbau und Viehzucht, Sesshaftwerdung der Menschen etwa 10.000 vor der Zeit, Gründung der ersten Stadtstaaten im Zweistromland). Fromm geht in seinem Buch systematisch vor und baut das Thema auf: Ausgehend von Instinktivismus, Behaviorismus und Psychoanalyse beschreibt er Befunde, die Thesen der Instinkt- und Triebforscher beinhalten. Im psychoanalytischen Weg zum Verständnis der Aggression fasst er zusammen:

»Außer den bereits Genannten repräsentieren Namen wie Winnicott, Fairbairn, Balint und Guntrip die Entwicklung der Psychoanalyse von einer Theorie und Therapie der Triebfrustration und -kontrolle in eine Theorie und Therapie, welche die Wiedergeburt und das Wachstum eines echten Selbst in einer echten Beziehung zum Ziel hat« (Fromm, 1991, S. 107).

Das ist ein starkes Ideal, jedoch möchte ich das mit meiner therapeutischen, sozialen und künstlerischen Realität relativieren. Ohne immer wieder hart erkämpfte Kompromisse in Familie und Gesellschaft ist Frieden nicht möglich.

Fromm (1991) sagt zu Freuds Aggressionsbegriff, dass dieser zunächst alle Triebe in den Sexualtrieb und Selbsterhaltungstrieb und später in Eros

4 https://de.wikipedia.org/wiki/Anatomie_der_menschlichen_Destruktivität

und Todestrieb in jeweils zwei 2 Kategorien zusammenfasste. Bezüglich der Instinkte kommt Fromm (ebd., S. 18) zu der Einsicht:

> »All diese Werke enthalten im Grunde genommen die gleiche These: das aggressive Verhalten des Menschen, wie es sich in Krieg, Verbrechen, persönlichen Streitigkeiten und in allen anderen Arten destruktiven und sadistischen Verhaltens manifestiert, entspringt einem phylogenetisch programmierten, angeborenen Instinkt, der sich zu entladen sucht und auf den geeigneten Anlaß wartet, sich Ausdruck zu verschaffen.«

Die Auseinandersetzung mit Konrad Lorenz ist wichtig. Sein Werk ist schließlich Teil des Ganzen. Es musste sich eine Gegenseite entwickeln, nämlich dass es durchaus erworbene Faktoren für den Durchbruch familiärer und gesellschaftlicher Aggressionen gibt. Charles Darwin wiederum gründete seine Instinkt- und Triebforschung auf die von ihm entwickelte Evolutionstheorie.

Fromm beschreibt als Kernstück des genannten Buches die gutartige und die bösartige Aggression. Davor nimmt er Bezug auf frühe Gesellschaften mit überwiegend gutartigen Impulsen, wenig bösartigen und bösartigen Gesellschaften – Typ A, B und C. (ebd., S. 191ff.). Unter System A ordnet er »lebensbejahende Gesellschaften« (ebd., S. 191f.) ein: »In diesem System sind Ideale, Sitten und Institutionen vor allem darauf ausgerichtet, dass sie der Erhaltung und dem Wachstum des Lebens in allen seinen Formen dienen.« Als Beispiele nennt er die Grönland-Eskimos, die Tasmanier, die Mbutu, die Samoaner, die Hopis und die Zuni. In diesem System finden sich Jäger, Ackerbauer und Schafzüchter. Unter System B kommen »nichtdestruktiv-aggressive Gesellschaften« vor. Fromm (ebd., S. 192):

> »Dieses System hat mit dem ersteren das Grundelement gemeinsam, nicht destruktiv zu sein, jedoch unterscheidet es sich von ihm insofern, als Aggressivität und Krieg zwar keine zentrale Bedeutung haben, aber doch normale Vorkommnisse sind und dass Rivalität, Hierarchie und Individualismus regelmäßig anzutreffen sind.«

Beispiele dafür: die Zachiga, die Manus, die Dakota, die Maori, die Aino, die Krähenindianer, die Inka und die Hottentotten. Zu System C gehören »destruktive Gesellschaften«. Fromm (ebd., S. 193): »Die Gesellschaften vom System C haben eine sehr ausgeprägte Struktur. Diese ist gekennzeichnet durch interpersonale Gewalttätigkeit, Zerstörungslust, Aggression und Grausamkeit, sowohl innerhalb des Stammes als auch anderen gegenüber, durch Freude am Krieg, Heimtücke und Verrat.« Ein Beispiel sind die Dobu.

Diese Studien, die hier nur verkürzt wiedergegeben werden können, sind außerordentlich interessant. Es wird deutlich, dass die Klassengesellschaft mit einer grandiosen Ausweitung von Besitz und Macht zu ganz neuen Möglichkeiten, aber auch erhöhten Gefahren führte. Nicht umsonst bezeichnete Friedrich Engels den Kapitalismus als die größte progressive Umwälzung in der Geschichte der Menschheit. Als ich einem Freund erzählte, dass die Menschen in Jäger- und Sammler-Sozietäten über 2 Millionen Jahre mit wenig überlebten, sagte er: »Dabei hätten wir es belassen sollen.«

Die bösartige Aggression unterteilt Fromm in Prämissen, Grausamkeit und Destruktivität sowie die Nekrophilie. Schließlich analysiert er Adolf Hitler als einen klinischen Fall von Nekrophilie. Aggression ist notwendig und dient als biologisch adaptive Form dem Leben.

> »Das Einzigartige beim Menschen ist, dass er von Impulsen, zu morden und zu quälen, getrieben werden kann und dass er dabei Lustgefühle empfindet. Er ist das einzige Lebewesen, das zum Mörder und Vernichter der eigenen Art werden kann, ohne davon einen entsprechenden biologischen oder ökonomischen Nutzen zu haben« (ebd., S. 245).

Die Natur des Menschen wird in den verschiedenen Epochen – Griechenland, Römisches Reich, Mittelalter, Neuzeit bis heute dargestellt.

Ein zweites grundlegendes Werk ist das bereits erwähnte Buch *Narzissmus und Macht* von Hans-Jürgen Wirth. Auch er legt, wie Erich Fromm fast 30 Jahre vorher, die Politiker auf die Coach und entwirft anschauliche psychodynamische Hypothesen auf der Grundlage ihrer Biografien aus der Sicht der Narzissmustheorie. Wirth nimmt grundsätzlichen Bezug zu Horst Eberhard Richters Buch *Der Gotteskomplex*. So zu sein wie Gott, sich in ihn nahezu verwandeln, lässt Ohnmacht kompensieren und große Herrscher aufblühen. In den Psychogrammen von Uwe Barschel, Helmut Kohl, Joschka Fischer und Slobodan Milošević wird beschrieben, wie bösartiger und gutartiger Narzissmus in hohen Verantwortungsbereichen der Politik wirken.

Barschel scheiterte schließlich an sich selbst durch Suizid, nachdem er seine Gegner nicht erfolgreich entwerten konnte. Kohls Rolle ist sicherlich sehr viel differenzierter zu betrachten, weil hier positive Momente für die Entwicklung einen viel größeren Raum einnehmen. Milošović hat seine Gegner gnadenlos aus dem Feld geräumt nach dem Vorbild Stalins. Er stand nicht umsonst vor Gericht, ein Beispiel von malignem Narzissmus. Biografisch trat er ein schweres Erbe an, beide Eltern und ein Onkel hatten sich suizidiert. Auch er musste Ohnmacht in Macht verwandeln als Kompensation. Der Studentenbewegung um Fischer und Benno Ohnesorg ordne ich überwiegend konstruktive, gutartige narzisstische Anteile zu. Dazu mehr im nächsten Kapitel.

Doch zuvor ein kurzer Blick zu den Ursprüngen. Freud (1914) sprach vom primären Narzissmus des Kindes als eine von Anfang an vorhandene Interaktion, intersubjektive Resonanz zwischen Mutter und Kind, Vater und Kind. Auch bei Heinz Kohuts (1971) Worten vom Glanz im Auge der Mutter oder auch des Vaters handelt es sich um eine liebevolle, empathische Interaktion zwischen Säugling und Eltern. Dieses wechselseitige wertschätzende Wahrnehmen, auch in der Situation, wenn Vater oder Mutter ein Wiegenlied singen, steht in Verbindung mit der Philosophie der kommunikativen Anerkennung von Jürgen Habermas (1981) und Axel Honneth (2010).

Das neueste Buch von Wirth *Gefühle machen Politik* (2022) knüpft an das Thema Psychoanalyse und Gesellschaft an. Insbesondere wird der Rechtsextremismus mit seinen Vertretern einer Analyse unterzogen. Der Linksextremismus scheint aus meiner Sicht jedoch ebenfalls nicht ungefährlich. Deshalb frage ich immer wieder, wer die wichtige Mitte hält. Zu dieser Frage kommt Wirth ebenfalls durch Behandlungsbeispiele. Gewürdigt wird eine konstruktive Mitte, die nicht nur die Ängste der Bevölkerung auffängt, sondern auch Wege der Bewältigung durch gemeinsames Vorgehen aufzeigt.

Die Coronapandemie war eine echte Bewährungsprobe für die Demokratie, der russisch-ukrainische Krieg und die kriegerischen Auseinandersetzungen in Israel sind es ebenfalls. Innenpolitisch stellt der Stimmengewinn der AfD eine große Herausforderung dar. Aber anstatt sich mit ihr, wie in der Gruppenanalyse mit dem Omega, inhaltlich auseinanderzusetzen, soll sie verboten werden. Wie kann man aber ihre große Wählerschaft verbieten? Wirth bezieht zurecht eine kritische Distanz zur AfD. Doch wie soll man mit ihr umgehen? In der Gruppenanalyse ist die Therapie mit dem Omega oft sehr mühevoll. Ich glaube, dass uns dieser mühevolle Prozess in der Gesellschaft auch nicht erspart bleibt.

Totalitäres Denken ist immer vorhanden. Solche Strömungen machen etwa 5 Prozent der Gesellschaft aus. Was versäumt die Demokratie, mich eingeschlossen, dass diese Zahl so anwachsen kann? Hier sind gemeinsame Bemühungen notwendig. Die Ursachenforschung ist dabei von entscheidender Bedeutung. Die Verlierer der friedlichen Revolution von 1989 fühlen sich wiederholt nicht ausreichend integriert und maligne Ausgrenzung ist ein wichtiger Punkt im Konzept des historischen Traumas. Und dazwischen wieder Fromm (1991, S. 235): »Historisch gesehen ist die Gier eine der häufigsten Ursachen der Aggression und vermutlich ein ebenso starkes Motiv für die instrumentale Aggression wie das Verlangen nach dem, was objektiv notwendig ist.«

Zum Abschluss dieses Kapitels möchte ich sagen, dass die Lage ernst ist. Doch war sie das nicht schon immer? Dennoch lässt sich ein Ansturm an Destruktivität nicht wegreden. Die konstruktiven Kräfte haben es momentan schwerer, Gegengewichte zu halten. Kulturpessimistische Aussagen wie zum Beispiel von Hartmut Rosa (2017) lassen sich zurzeit deutlich besser verbreiten als pazifistische Literatur. Doch nutzt der Autor seine Position, um deutlich zu machen, dass es wichtig ist, mit der AfD zu reden. So wurde er in einem Interview mit Tomasz Kurianowicz in der *Berliner Zeitung* (2024, S. 27) gefragt: »Wie fänden Sie es, wenn Medien Björn Höcke interviewen?« Seine Antwort:

> »Das ist eine heikle Frage. Aber ich bin immer noch der Überzeugung, als Linker und als Demokrat: Wir müssen zeigen, dass wir die besseren Argumente haben. Denn wir haben die besseren Argumente. Zu sagen, mit dem Menschen darf man nicht reden, finde ich problematisch. Man muss mit Argumenten um die besten Strategien ringen, sonst verrät man die Demokratie.«

Der Kommunismus als Alternative wird von Christoph Seidler (2020) in Betracht gezogen. Doch auch hier wird die Ideologie weitreichend genutzt, um Machtinteressen zu sichern. Man könnte sagen, dass die kommunistischen Machthaber das Volk als Selbstobjekt benutzt haben. Eine neue Vision ist also notwendiger denn je. Die Klimaprobleme mit der Ausbeutung der Natur haben aus meiner Sicht zudem ebenfalls ihre Ursache in der Destruktivität der Menschen. Delaram Habibi-Kohlen (2020) und Sally

Weintrobe (2023) bestätigen das in neueren psychoanalytischen Arbeiten. Weintrobe spricht von einer Kultur der Achtlosigkeit.

2.3 Liebe und Hass

Dieses grundsätzliche und immer wiederkehrende Thema steht im Zusammenhang mit psychologischen, medizinischen, philosophischen, historischen, ökonomischen und politischen Gesichtspunkten. Irenäus Eibl-Eibesfeldt (1984) vergleicht angeborene und erworbene Faktoren bezüglich Aggression und Bindung. Für Freud war die Sublimierung des Aggressionstriebs ein entscheidender Punkt. Es wird deutlich, wie schwer es ist, eine Trennlinie zwischen erworbenen und angeborenen Anteilen zu ziehen. Der Autor geht davon aus, dass es gewichtige angeborene Teile für das Bindungsverhalten des Menschen gibt. Der Forscher ist naturwissenschaftlich geprägt und präferiert eine, allerdings wichtige Sichtweise. Sehr anschaulich werden genetisch weitergegebene Muster mit hoher Wissenschaftlichkeit dargestellt, in großer Fleißarbeit Beobachtungen herangezogen und vielfältige Beispiele gebracht. Liebe und Hass lassen sich von der Urhorde, der Jäger-Sammler-Sozietät über die Sesshaftwerdung mit Ackerbau und Viehzucht, die Antike und das Mittelalter bis in die Neuzeit beobachten. Insofern kommen sie in allen Wissensgebieten vor. Neben der gesellschaftlichen Realität schafft insbesondere die Kunst wichtige Symbolisierungsformen für dieses Thema. Ohne sie wären die Betrachtungen nüchtern und ohne Würze.

An dieser Stelle erwähne ich Eugen Bleuler mit seinem Buch *Das autistisch-undisziplinierte Denken in der Medizin und seine Überwindung* (1919). Dieses Buch hat nichts mit Autismus zu tun, denn die Definition des Autismus, wie wir sie heute kennen, war damals noch nicht üblich. Bleuler räumt vielmehr mit dem unreflektierten, unwissenschaftlichen Denken seiner Kollegen auf, die ihre Patienten behandeln, wie es immer üblich war und es eben alle tun. Ein echter Vorreiter dessen, was wir heute »evidenced based medicine« nennen. Bleuler, der als erster Psychiater die Psychoanalyse Freuds in eine Klinik verlagerte, nämlich nach Zürich Burghölzli, brachte neue Ideen und Zugänge in der Krankenbehandlung mit. Seine unkonventionelle und sehr empathische Einstellung zu psychisch Kranken hat ihre Bedeutung nie verloren und ist heute in der Zeit weiterer Stigmatisierung psychischer Erkrankungen wichtig. Gerade dann, wenn andere Meinungen in Richtung Psychopathen, Soziopathen oder Querdenkern vorgebracht werden.

Weiterhin möchte ich auf die Vortragsreihe »Die Ursprünge von Liebe und Hass« des Psychoanalytikers Thomas Abel hinweisen, die sich mit diesem Thema beschäftigt. Der schottische Psychoanalytiker Ronald Fairbairn erweiterte und reformierte in den 1940er Jahren Freuds Triebtheorie, indem er sagte, dass die Libido nicht nach Befriedigung, sondern nach einem Objekt sucht. Die zentrale Motivation des Menschen ist demnach nicht, Triebimpulse am anderen abzureagieren, sondern ein Gegenüber zu finden, mit dem zusammen sehr unterschiedliche Wünsche erfüllt und Gefühle geteilt werden können. Gemeinsam mit anderen prägte er damit die »Objektbeziehungspsychologie«, die heute die Hauptströmung der Psychoanalyse darstellt. Sie hat die duale Triebtheorie Freuds, in der es nur den Sexual- und den Todestrieb gab, um eine Fülle zentraler menschlicher Grundbedürfnisse erweitert. Die Konflikte, für die wir alle in unserem Leben kompromisshaft Lösungen finden müssen, sind nun nicht mehr nur Triebkonflikte, sondern Konflikte, die mit der Entfaltung oder Versagung von Grundbedürfnissen zu tun haben. Erstmals wurden 2023 die wichtigsten Konzepte der Objektbeziehungspsychologie und die Menschen, die sie geschaffen haben, in einem *Handbuch der Objektbeziehungspsychologie* zusammenfassend dargestellt. Es enthält das Kondensat dessen, was in 123 Jahren Psychoanalyse entstanden ist. Die erwähnte Vortragsreihe gibt die zentralen Inhalte einzelner Autoren und Konzepte wieder.

Otto F. Kernberg (2011) beschäftigt sich in seiner Vorlesungsreihe in Lindau mit der Psychodynamik von Liebe und Hass und deren wichtiger Bedeutung für die Gestaltung unbewusster Prozesse. Das Verdienst dieser Reihe ist die gründliche Analyse im Umgang mit Liebe und Hass. Dazu zählen biografische Ursachen, welche Konfliktformen auftreten und welche pathologischen Muster zugrunde liegen. Die gemeinsame Beziehungsarbeit kann zu einer neuen Freiheit führen bezüglich Zärtlichkeit und Sexualität.

Jürg Willi (2002) betont in seinem Buch *Psychologie der Liebe*, dass persönliche Entwicklung in entscheidendem Maße durch gelungene Partnerbeziehungen erfolgt. Es gibt ja den Spruch, dass hinter einem erfolgreichen Mann immer eine gute Frau oder in Erweiterung, hinter einer erfolgreichen Frau immer auch ein guter Mann steht. Wo Liebe ist, ist immer auch Hass. Diese Erfahrung teile ich mit dem Autor. Eine Partnerschaft ohne

Reibung ist zum Stillstand verurteilt. Am Ende kommt es darauf an, dass die Liebe die Oberhand behält. Glücklich werden heißt, sich gemeinsam verändern und entwickeln zu können. Wir sind soziale Wesen und brauchen den Mitmenschen, insbesondere in der Liebe. Willi hebt schließlich hervor, dass Partner einander immer auch ein Geheimnis sind und so lebenslang auf der Suche nacheinander bleiben.

Liebe und Zärtlichkeit als subjektive Bedürfnisse psychiatrischer Patienten beschreibt Georg Juckel (2021) in seinem Beitrag. In einer behutsamen therapeutischen Beziehung könne es gelingen, dass die Betroffenen wieder »eine Brücke zu einem Mitmenschen [...] schlagen und damit offen [...] werden für echte bilaterale Liebesbeziehungen«.

2.4 Die Anatomie menschlicher Konstruktivität

Ausgehend von der Definition der Konstruktivität umfasst dieser Begriff die Gesamtheit konstruktiven Denkens und Handelns. Es geht um Liebe und Frieden, aber auch um die Integration des Bösen. Mein Satz dazu lautet: Nestwärme erzeugt Lebenslust, Nestkälte Lebensangst. Gerade die psychologische Theorie und Praxis, insbesondere die Psychoanalyse, hat auf die Bedeutung früher liebevoller und hilfreicher Beziehungen für das spätere Leben hingewiesen. »Kindheit hat Folgen«, so hieß ein Thema der Lindauer Psychotherapiewochen.

Das Buch von Vaclav Havel *Versuch, in der Wahrheit zu leben* (1989) drückt für mich eine konstruktive Grundhaltung aus:

> »Niemandem wird geholfen, wenn die Regierung so lange wartet, bis die Menschen demonstrieren und streiken. All dem könnte man sehr einfach durch sachlichen Dialog und durch den guten Willen, auch kritische Stimmen anzuhören, vorbeugen. Solchen Warnungen wurde kein Gehör geschenkt. So erntet die heutige Staatsmacht die Saat ihrer eigenen starren Haltung [...]. Ich hoffe immer noch, dass die Staatsmacht endlich aufhört, sich wie das hässliche Mädchen zu verhalten, das den Spiegel zerschlägt, in der Meinung, er sei schuld an seinem Aussehen« (ebd., Buchcover).

Elternliebe ist die Grundlage der menschlichen Konstruktivität. Sie beinhaltet nach Donald W. Winnicott den Glanz in den Augen der Mutter und des Vaters. Gute familiäre und gesellschaftliche Bedingungen sind Voraussetzung für ein gutes Gedeihklima. Gelungene Entwicklungspunkte sind zusammengefasst: Nestwärme, hilfreiche und empathische, aber nicht fehlerlose Eltern von Beginn an, eine ausreichend gute Atmosphäre, Fördern und Fordern und das Setzen gesunder Grenzen, die Orientierung, Sicherheit und Halt geben. Zudem Wurzeln und Flügel vermitteln, adäquate frühe und spätere Entwicklungen ermöglichen, aber auch Schule, Pubertät und Adoleszenz, Ablösung und Hinausgehen.

Ken Follett (2023) beschreibt in seinem Hörspiel *Die Waffen des Lichts* die Grausamkeit des Krieges in der Schlacht von Waterloo 1815 und die große Kraft der Liebe. Mit den Mitteln der Kunst erfahren Krieg und Frieden, Hass und Liebe eine gelungene Symbolisierung.

An dieser Stelle möchte ich Fromms Auffassungen von der gutartigen Aggression einfügen. Diese gutartigen Aggressionen sind ein wichtiger Teil des konstruktiven Systems. Fromm unterteilt in diesem Abschnitt die Pseudoaggression, die unbeabsichtigte Aggression, die spielerische Aggression, Aggression als Selbstbehauptung, die defensive Aggression, Aggression und Freiheit, Aggression und Narzissmus, Aggression und Widerstand, die konformistische Aggression, die instrumentale Aggression und die Bedingungen für eine Reduzierung der defensiven Aggression. Die Pseudoaggression nach Fromm ist ein aggressives Vorgehen, das Schaden anrichten kann, aber ohne entsprechende Absicht. Ein typisches Beispiel dafür ist die unbeabsichtigte Aggression. Dieser Bereich wird etwas vermindert, wenn ein unbewusstes Motiv dahinter steht. Ein gutes Beispiel dafür ist, wenn ein Schüler mit seinem Arm abrutscht und versehentlich seinen Sitznachbarn anknufft. Die spielerische Aggression bleibt ein Training für Geschicklichkeit, so bspw., wenn der Kellner ein Tablett knapp am Kopf der Gäste vorbei zieht.

Die Resilienzforschung ist ein wichtiger Bestandteil des Konstruktiven, ebenso das Konzept der Salutgenese. Die sieben Säulen der Resilienz lauten: Selbstwahrnehmung, Selbstregulation, Optimismus, Akzeptanz, Lösungsorientierung, Netzwerkorientierung, Zukunftsorientierung. Zu den Resilienzfaktoren zählen die Selbstwahrnehmung, die Selbstwirksamkeit, die Selbststeuerung, die sozialen Kompetenzen, der allgemeine Umgang mit Stress und die Problemlösefähigkeiten. »Salutogenese (›Gesundwerdung‹, abgeleitet von lateinisch *salus* ›Gesundheit‹, ›Wohlbefinden‹, und altgriechisch γένεσις *genesis* ›Geburt‹, ›Entstehung‹) bezeichnet« den individuellen Entwicklungs- und Erhaltungsprozess von Gesundheit. Nach diesem Konzept »ist Gesundheit kein fixer Zustand, sondern als […] Prozess […] zu verstehen.«[5] Krankheit und Gesundheit werden laut Salutogenesemodell nicht getrennt und als fließender Übergang gesehen (vgl. Antonovsky, 2015). Der Begriff stammt von Aaron Antonovsky, einem israelisch-amerikanischen Medizinsoziologen. Der Autor entwickelte diesen Ansatz als komplementären Teil zur Pathogenese, die lange in der Medizin und Psychologie deutlich überwog.

Die Fähigkeit zum Mentalisieren (Allen et al., 2011) schützt vor eigenen Destruktionen. Von außen auf sich und von innen auf den anderen zu sehen, setzt allerdings reife Persönlichkeitsanteile voraus. Bedingt kann man das erlernen, wie das die Autoren in ihrem Buch gerade bei frühen Störungen (Borderline, emotional instabil) beschreiben. Die Fähigkeit zur Selbstliebe und Selbstberuhigung lernt man eben bei ausreichend stabilen Eltern. Später ist das ein Riesenaufwand und gelingt nicht immer. Dennoch stirbt auch hier die Hoffnung zuletzt.

Im *OPD 3* (2023, S. 318ff.) werden neben den Pathologien in Beziehung, Struktur und Konflikt auch gelungene Entwicklungen beschrieben. Folgende Kernpunkte sind zu nennen: Anderen Freiraum gewähren, wenig anleiten, freundlich anerkennen, verantwortlich machen, Zuneigung und wenig Aggression zeigen, sich kümmern, sich einbringen, angemessen anleiten, kritisch anerkennen, verantwortlich machen, Abstand wahren, Ärger zeigen, Hilfe und Kontakt begrenzen (es wird in angemessener Nähe bzw. Distanz Kontakt zu anderen aufgenommen), sich eigenständig entfalten, sich behaupten, standhalten, sich zur Geltung bringen, eigene Verantwortung prüfen, Zuneigung und Kontakt zulassen, sich öffnen, eigene Bedürfnisse zeigen, sich eigenständig entfalten, sich eher einordnen, sich infrage stellen, eigene Verantwortung anerkennen, Zuneigung prüfen, sich schützen, eigene Bedürfnisse zeigen und Kontakt begrenzen.

Beim Thema Konflikte (ebd., S. 324ff.) geht es um gesunde Konflikte und Widersprüche in der Herkunftsfamilie, spätere Partnerschaft und Familie, Beruf, soziales Umfeld, Besitz, Körper und Sexualität, Erkrankungen. Beim Thema Struktur (ebd., S. 340ff.) geht es um gesunde Formen der Selbstwahrnehmung, der Objektwahrnehmung, der Selbstregulation, der Beziehungsregulation, der Abwehr, der Kommunikation nach innen, der Kommunikation nach außen und der Bindung an innere sowie äußere Objekte. Mein früherer Lehrer Horst Kächele sagte, dass die meisten Menschen sicher gebunden seien, aber die unsicher gebundenen machten oft

5 https://de.wikipedia.org/wiki/Salutogenese

mehr auf sich aufmerksam und setzten sich zu oft auch durch. Das kann ich aus eigener Erfahrung bestätigen.

Ich kehre zu den gutartigen Aggressionen in der Darstellung Fromms (1991) zurück. Die spielerische Aggression: Aus dem Kinderspiel entwickelt sich die Fähigkeit, allein zu spielen, Misslungenes wieder aufzubauen, zusammen zu spielen, sich im Spiel zu streiten, kaputt zu machen, wieder aufzubauen. Das sind wichtige Erfahrungen. Hier lernt das heranwachsende Kind, mit seinen Wutgefühlen umzugehen. Zerstörung gehört dazu, aber auch Wiederaufbau und nicht etwa Selbstzerstörung. Die Eltern sind dabei manchmal im Vordergrund, aber auch im Hintergrund. In diese Gruppe gehört nach Fromm ebenso die unbeabsichtigte Aggression als Pseudoaggression. Jeder kennt solche Beispiele, wenn bei bestimmten Tätigkeiten andere versehentlich in Mitleidenschaft gezogen werden. Ein geläufiges Beispiel dafür ist, wenn man jemandem ungewollt auf den Fuß tritt oder wenn ich mit dem Gitarrenkoffer auf dem Gehweg andere ohne böse Absicht berühre.

Nach Fromm dient die spielerische Aggression der Geschicklichkeitsübung. Der Autor nennt hier insbesondere die Kunst des Bogenschießens und den Schwertkampf im Zen-Buddhismus. Aggression und Selbstbehauptung sind an dieser Stelle nach Fromm ebenso anzuführen. Diesen Bereich halte ich sogar für sehr wichtig. Im Kern bedeutet die aggressive Entfaltung als Selbstbehauptung, dass wir auf ein Ziel losgehen ohne angebrachtes Zögern, ohne Zweifel oder Furcht und unsere Bedürfnisse mit Selbstverständnis behaupten.

Ein wichtiger weiterer Bereich ist die defensive Aggression. Es geht um Angriffs- oder Fluchtimpulse, auch um die Verteidigung des eigenen Reviers. Fromm (ebd., S. 219) fasst zusammen: »Man könnte sagen, dass die neuralen Mechanismen für die defensive Aggression bei Tieren und Menschen gleich sind.« Kleine Unterschiede räumt der Autor aufgrund der Instinktsteuerung beim Tier und der Triebsteuerung beim Menschen ein.

Aggression und Freiheit sind ein wichtiges Paar. Mein letztes Buch beschäftigte sich mit Freiheit und Verantwortung. Fromm (ebd., S. 223) zu diesem Thema:

> »Unter allen Bedrohungen vitaler Interessen des Menschen ist die Bedrohung seiner Freiheit von außerordentlicher Wichtigkeit und zwar vom individuellen wie vom sozialen Standpunkt aus. Zudem ist das Streben des Menschen nach Freiheit auch biologisch begründet. Heute würde man vielleicht sagen

> biopsychosozial. In der Geschichte der Menschheit geht es immer wieder um Freiheit, Revolution und Befreiung, bei den Israeliten, den Erhebungen gegen das Römische Reich, dem Bauernkrieg, der Oktoberrevolution.«

Die Freiheit steht für die volle Entfaltung der Persönlichkeit, für physisch-seelische Gesundheit, für Wohlbefinden und schließlich für Glück.

Aggression und Narzissmus sind eine weitere große Verbindung aus der geschichtlichen Entwicklung der Menschen. Eine der wichtigsten Quellen für die defensive Aggression ist verletzter Narzissmus. Gruppennarzissmus fördert wiederum Solidarität und den Zusammenhalt einer Gruppe. Auch Aggression und Widerstand gehören zusammen. Ohne eine gesunde Wut ist keine Revolution erfolgreich. Die friedliche Revolution 1989 in der DDR und den Ostblockländern wäre ohne ein Bündnis des Widerstandes mit verschiedenen Formen gutartiger Aggression, auch des gewaltlosen Widerstandes nach Mahatma Gandhi, unmöglich gewesen. Aber Widerstand war und ist nicht ungefährlich. Fromm (ebd., S. 232): »Wer die Wahrheit über ein bestimmtes Regime sagte, ist von den Machthabern, deren Zorn er erregte, von jeher verbannt, ins Gefängnis geworfen oder umgebracht worden.« Ein wiederkehrendes Thema.

Die konformistische Aggression im Alltag ist die Pflichterfüllung von Befehlen oder Anordnungen, die Einschränkungen bedeuten. Die Anpassung kann produktiv sein, wenn die Bedürfnisbefriedigung später oder auf anderem Weg erreicht wird. Ist dies nicht der Fall, kann sie in destruktive Formen übergehen. An dieser Stelle wird deutlich, wie schmal der Übergang zwischen konstruktiver und destruktiver Aggression sein kann. Die instrumentale Aggression hat zum Ziel, sich das zu verschaffen, was wünschenswert und notwendig ist (ebd., S. 233). Diese Aggression ist eingegrenzt, nicht zerstörerisch und auf ein bestimmtes Ziel orientiert.

Die Ziele der 68er Bewegung, die ich in der Mehrheit konstruktiv sehe, denn sie wollten die verknöcherte Gesellschaft der 1950er Jahre zum Tanzen bringen, fasst Wirth so zusammen (2015, S. 251f.):

> » ➢ Der weiche Protest der Hippies ermöglichte ein unverkrampftes Verhältnis zur Sexualität, zum eigenen Körper, zu seelischen Empfindungen;
> ➢ die Selbsthilfe- und Initiativgruppen-Bewegung entdeckte in den psychisch Kranken, den Heimzöglingen, den sozial Ausgestoßenen in den Randgruppen der Gesellschaft die verleugneten und abgespaltenen Anteile des eigenen Selbst;

- die Alternativ- und die Frauenbewegung veränderten das Verhältnis zwischen Kindern und Eltern, zwischen Männern und Frauen, zwischen Vorgesetzten und Untergebenen;
- die Anti-Atomkraft-, die Ökologie- und Friedensbewegung, die unmittelbar aus der 68er Bewegung hervorgingen, haben das öffentliche Bewusstsein von der Verantwortung des Menschen für das gesellschaftliche Zusammenleben, für die Natur und für die Existenz des Menschen auf diesem Globus geschärft:
- die antiautoritäre Studentenbewegung hat dem politischen System der Bundesrepublik einen Demokratisierungsschub beschert, insbesondere durch die Thematisierung der nationalsozialistischen Vergangenheit Deutschlands.«

Die 68er und die 89er, eine entsprechende oppositionelle politische Version in der DDR, werden oft miteinander verglichen. Schließlich wirft ein Teil der 68er den 89ern vor, dass mit der friedlichen Revolution zwar hochwichtige Veränderungen herbeigeführt wurden, aber die Möglichkeit einer linksgerichteten, gerechteren Gesellschaft vergeigt wurde. Da ich mich immer innerhalb der 89er mehr mittig sehe, perlte diese Kritik an mir ab.

Max Weber (1994, S. 74) wirft in seinem Buch *Die Politik als Beruf* die Frage auf, wie ein Politiker ausgestattet sein sollte, um eine gute Politik zu machen. Er kommt zu drei entscheidenden Eigenschaften: Leidenschaft, Verantwortungsgefühl und Augenmaß. Der Soziologe war, wie Jörg Frommer und Sabine Frommer (2022, S. 15) sagen, schon immer eigenwillig und schaute über den Tellerrand hinaus. Er hat nicht nur »die Politik als Beruf« mit seinen Beiträgen bereichert, sondern auch die Psychotherapie als Beruf. Seinen Beitrag zu einer verstehenden Psychologie und Psychopathologie führen Frommer und Frommer (ebd., S. 179) in zwei Richtungen aus: zum einen im erkenntnistheoretischen, zum anderen im handlungstheoretischen Kontext.

Auf die Bedeutung von Respekt weist die Schriftstellerin und ehrenamtliche Richterin Juli Zeh (2024) in einem Interview in der *Berliner Zeitung* (2024, S. 4) hin. Das klingt einfach, kann aber nicht genug gesagt werden, weil Respekt eine Grundsäule der Demokratie ist. Außerdem plädiert sie ausdrücklich für eine neutrale Berichterstattung der Medien: »Zu viel journalistisch verkündete Meinung erzeugt Unmut in der Bevölkerung. Weil die Leute den Eindruck bekommen, dass ihnen die Medien sagen wollen, was sie zu denken haben.«

Wirth (2022, S. 241) weist auf zwei positive, damit auch konstruktive Reden hin. Angela Merkel sprach am 18. März 2020: »Das ist, was eine Epidemie uns zeigt: wie verwundbar wir alle sind, wie abhängig von dem rücksichtslosen Verhalten anderer, aber damit eben auch: wie wir durch gemeinsames Handeln uns schützen und gegenseitig stärken können.« Olaf Scholz sprach am 27. Februar 2022 (ebd., S. 275) mit dem Beginn des Krieges zwischen Russland und der Ukraine von einer »Zeitenwende«. Er markierte damit eine Erschütterung der internationalen Ordnung, wie es sie nach dem Zweiten Weltkrieg nicht mehr gab. Beide Politiker gingen damit auf die existenziellen Ängste des Volkes ein.

Wirth (ebd., S. 177) hebt die Akteure von 1989 in der DDR hervor: »Mit der friedlichen Revolution in der DDR wurde die Nazi-Zeit nochmals auf ganz neue Weise aktuell. Zum einen wurde mit der wiedererlangten Einheit Deutschlands die historische Bestrafung der Deutschen für die Verbrechen der Nationalsozialisten beendet.« Diesen Punkt hatte die Opposition noch nicht im Blick. Das Volk wollte sich zunächst von einer unerträglichen Knute befreien. Die Opposition in der DDR hat im Nachhinein nicht nur das eigene Selbstbewusstsein, sondern auch das gesamtdeutsche gestärkt.

Die neolithische Krise oder auch neolithische Revolution etwa 10.000 vor der Zeit war, fast vergleichbar mit dem Kapitalismus, eine Zeit großer Veränderungen in der Menschheit durch Ackerbau, Viehzucht, der Sesshaftwerdung und Entstehung erster Stadtstaaten und der ältesten erhaltenen Gebäude. Hier lagen Chancen von Konstruktivität und Gefahren von Destruktivität. Auch diesbezüglich ist der Übergang des konstruktiven und destruktiven Handelns schmal und fließend. Zum Abschluss dieses Kapitels zwei unterschiedliche Zitate:

> »All diese Untersuchungen, die gründliche Erforschung der Stasi-Strukturen, die Methoden, mit denen sie gearbeitet haben und immer noch arbeiten, all das wird in die falschen Hände geraten. Man wird Strukturen genauestens untersuchen, um sie dann zu übernehmen. Man wird sie ein wenig adaptieren, damit sie zu einer freien westlichen Gesellschaft passen. Man wird die Störer auch nicht unbedingt verhaften. Es gibt feinere Möglichkeiten, jemanden unschädlich zu machen. Aber die geheimen Verbote, das Beobachten, der Argwohn, die Angst, das Isolieren und Ausgrenzen, das Brandmarken und Mundtotmachen derer, die sich nicht anpassen – das wird wiederkommen, glaubt mir. Man wird Einrichtungen schaffen, die viel

> effektiver arbeiten, viel feiner als die Stasi. Auch das ständige Lügen wird wiederkommen, die Desinformation, der Nebel, in dem alles seine Kontur verliert« (Bärbel Bohley, 1991, Bürgerrechtlerin der DDR, zit. n. Bause, 2022, S. 4).

Die Historikerin Christina Morina (2023) sagte der *Berliner Zeitung* (13. Juni 2024, S. 1):

> »Es ist mir wichtig, diese Idee von der apathischen Nischengesellschaft im Gegensatz zur liberalisierten westdeutschen Gesellschaft aufzubrechen und zu zeigen, dass auch in der DDR-Bevölkerung darüber nachgedacht wurde, was Demokratie ausmacht. Was Gemeinwohl ist, wie man eine gerechte Gesellschaft schafft.«

Es ist immer wieder wichtig, die Ressourcen demokratischen, sozialen Denkens zu entfalten und sie totalitärem antisozialen Denken gegenüberzustellen. Dafür ist täglich ein entsprechender gesellschaftlicher Rahmen zu schaffen.

2.5 Krieg und Frieden

Robi Friedman hat mit seinem Buch *Die Soldatenmatrix* (2018) einen Basisbeitrag zu diesem Thema herausgearbeitet. Er lässt seine Erfahrungen mit psychoanalytischen Reflexionen einfließen. Als Matrix bezeichnet er entsprechend nach S. H. Foulkes (1992, S. 33) ein Interaktionsnetz, ein hypothetisches Gewebe von Kommunikation und Beziehung in einer gegebenen Gruppe. Hier wird die ganze Gesellschaft als Großgruppe einbezogen.

Weiterhin geht es um historische Bezüge. Krieg und Frieden sind seit der Geschichte der Menschheit vorhanden. Daher zunächst einige begriffliche Klärungen zu »Diktatur und Krieg«: Eine *Diktatur* ist das Gegenteil von einer Demokratie. Man spricht von einer Diktatur, wenn eine Gruppe von wenigen Leuten oder nur eine einzige Person, also ein Diktator, über viele Menschen herrscht.[6] »Als *Krieg* wird ein organisierter und unter Einsatz erheblicher Mittel mit Waffen und Gewalt ausgetragener Konflikt bezeichnet, an dem planmäßig vorgehende Kollektive

6 Vgl. https://de.wikipedia.org/wiki/Diktatur

beteiligt sind. Ziel der beteiligten Kollektive ist es, ihre Interessen durchzusetzen.«[7]

Der Psychoanalytiker Stavros Mentzos entwickelt die These, dass in kriegerischen Auseinandersetzungen narzisstische Bedürfnisse und Defizite kompensiert und innere Konflikte, Identitätskrisen, Depressionen, Sinnlosigkeitsgefühle dabei nach außen verlagert werden. Erasmus von Rotterdam (2017 [1517], S. 137f.) forderte in seiner pazifistischen Hauptschrift *Die Klage des Friedens* eine starke Trennung der Kirche vom Militärischen und den maximalen Einsatz weltlicher Herrscher, gewalttätige Konflikte zu verhindern:

> »An Euch appelliere ich, Ihr Herrscher, von deren Befehl hauptsächlich das Menschengeschick abhängt, die Ihr Sinnbild der Herrschaft Christi unter den Menschen darstellt, besinnt Euch auf den Ruf Eures Königs zum Frieden, glaubt, wie die ganze Welt, durch das lange Unheil erschöpft, Euch darum anfleht [...]. Ich appelliere an Euch, Ihr Bischöfe und sonstigen kirchlichen Würdenträger, dass Eure Autorität Einfluss habe, den Frieden mit unvergänglichen Banden zu befestigen [...].«

Der Autor und Liedermacher Hans-Eckart Wenzel (2024) spricht in einem Zeitungsinterview von der Angst vor dem Frieden. Dieser Gedanke ist auf den ersten Blick interessant, wirkt auf den zweiten jedoch verwirrend. Vielleicht ist es das Absurde, das hier die Feder führt.

Fromm hat einige wichtige Betrachtungen über die Ursachen des Krieges (1991) zusammengetragen. Der Krieg sei die wichtigste Form der instrumentalen Aggression. Manche Psychoanalytiker verträten die Ansicht, dass er durch den destruktiven Instinkt des Menschen verursacht werde. Fromm hebt hervor, dass Freud eine realistischere Ansicht als seine Nachfolger vertrat, indem er von realistischen Konflikten als Ursache des Krieges ausging. Dieser Meinung folge auch ich. Doch wer will das genau wissen?

Fromm vertieft seine Ansicht (ebd., S. 237): »Die Ansicht, der Krieg werde durch die Aggression der Menschen verursacht, ist nicht nur unrealistisch, sondern auch schädlich. Sie lenkt die Aufmerksamkeit von den wirklichen Ursachen ab.« Der Autor erteilt dem angeborenen Aggressionstrieb eine Absage und hebt hervor, dass mit wachsender Zivilisation

7 https://de.wikipedia.org/wiki/Krieg

die Häufigkeit und Grausamkeit der Kriege zugenommen habe. So waren es im Zeitraum von 1480 bis 1499 neun Schlachten, von 1500 bis 1599 87 Schlachten, von 1600 bis 1699 239 Schlachten, von 1700 bis 1799 781 Schlachten, von 1800 bis 1899 651 Schlachten, dann von 1900 bis 1940 892 Schlachten (Wright, 1965, zit. n. Fromm, 1991, S. 242).

Fromm (1991, S. 243f.) entwickelt folgende Vision:

> »Die Einrichtung eines Systems, das eine Garantie dafür bietet, dass die Grundbedürfnisse aller befriedigt werden, bedeutet, dass die herrschenden Klassen verschwinden müssen […]. Um schließlich den Gruppennarzissmus zu reduzieren, müssten das Elend, die Monotonie, die Langeweile und die Machtlosigkeit, die in weiten Teilen der Bevölkerung vorhanden sind, beseitigt werden […]. Wenn es dazu kommt, werden die bei Buddha, bei den Propheten, bei Christus und den humanistischen Utopisten der Renaissance noch utopischen Visionen als vernünftige und realistische Lösungen erkannt werden, die dem grundlegenden biologischen Programm des Menschen dienen: der Erhaltung und dem Wachstum sowohl des Individuums als auch der menschlichen Spezies.«

Eine wunderbare Vision, mittlerweile sind weitere hinzugekommen. Aus meiner Erfahrung ist es nicht nur eine Richtung, sondern es bedarf der gemeinsamen Bemühung aller konstruktiven Kräfte, die gerade bei der zunehmenden Konfliktlage in der Welt ein wirksames Gegenwicht zu den destruktiven Kräften bilden könnten.

Die Psychoanalytikerin Jeanette Fischer (2024) sagt über Konflikte, dass Frieden etwas Dynamisches ist und die Schuld nur spaltet: »Schuld und Herrschaft hängen eng miteinander zusammen. Anstatt die Welt in Täter und Opfer aufzuteilen, können wir unsere Energie auf etwas anderes richten.«

Eine weitere Vision. Es geht nur mit vereinten Kräften.

2.6 Gewaltherrschaft/Diktatur und Demokratie

Nach der Urgesellschaft haben sich mit Beginn der Klassengesellschaft verschiedene Staatsformen etabliert. Das 20. Jahrhundert mit den beiden Weltkriegen war durch den Wechsel von Diktatur und Demokratie gekennzeichnet. Für die Differenzierung ist es wichtig hervorzuheben, dass eine Diktatur nicht nur schlechte und eine Demokratie nicht nur gute Seiten aufweist. Der Dichter und Liedermacher Wolf Biermann sagte einmal: »Mir ist eine kränkelnde Demokratie lieber als eine kerngesunde Diktatur.« Es hängt allerdings davon ab, ob eine Staatsform auch in der Lage ist, Krisen zu überwinden.

Vaclav Havel hat als Schriftsteller, Oppositioneller und späterer Politiker einen wichtigen Beitrag für das Menschsein geliefert. Er widerstand der kommunistischen Diktatur in der CSSR und errang 1989 einen Sieg der Demokratie. Sein Lebenswerk geht jedoch darüber hinaus. Er hinterfragt kritisch den Zeitgeist und ringt um eine Vision:

> »Bestimmendes Grundthema in Havels dramatischem wie essayistischem Werk – als Ursache der Absurdität – war die Entfremdung des heutigen Menschen von der von ihm genannten *Lebenswelt*, einer Idealvorstellung der Menschen auf Erden. Diese werde dadurch hervorgerufen, dass in der aufgeklärten Fortschritts-Gesellschaft die Wissenschaft die Position der obersten Instanz, die zuvor dem unbekannten Höheren (Gott oder ähnlichem) vorbehalten war, eingenommen hat. Diese Entfremdung sah Havel als Ursache der Probleme der heutigen Menschheit mit der Umweltzerstörung, die durch eine von der Wissenschaft ermöglichte Technisierung der Ökonomie hervorgerufen wurde; aber auch in den ehemaligen Diktaturen des Kommunismus und deren Vorstellung einer wissenschaftlich zu organisierenden, gleichberechtigten Lebenserwerbs-Gesellschaft *(wissenschaftlicher Sozialismus)*, eine Extremform der Entfremdung. Davon zeugt nach Meinung von Havel eine auf Lügen aufgebaute Gesellschaft, in denen Worte ihren Sinn verlieren, so etwa das im Ostblock inflationär gebrauchte Wort Frieden, das in diesem Regierungssystem eigentlich nur die Bewahrung des Status quo und somit die Aufrechterhaltung der Macht des Bündnisses bedeutete. In seinen Theaterstücken zeigte Havel die Absurdität dieser Situation. In seinen Essays ist durchgängig das Thema der Entfremdung in der von der Wissenschaft beherrschten Welt erkennbar. Beeinflusst wurde Havel in dieser Vorstellung dem eigenen Bekunden nach von dem tschechischen Philosophen Václav Bělohradský.«[8]

Der Autor und internationale Experte für Politikwissenschaft und Sicherheitsfragen Boyan Radoykov (2024) kommt nach gründlicher Analyse zu

8 https://de.wikipedia.org/wiki/Václav_Havel

dem Schluss, dass die Demokratien hilflos sind gegenüber den Erben von KGB und Stasi. Seine Erkenntnisse sind Ergebnis zahlreicher Gespräche mit führenden Politikern und Vertretern, die das organisierte Verbrechen bekämpfen. Man kann davon ausgehen, dass totalitäres Denken immer da ist und etwa 5 Prozent der Bevölkerung ausmacht. In posttotalitären Systemen dürfte dieser Anteil höher liegen.

Besonders prekär wurde es, wenn Jugendliche in ihrer Entwicklung und dem Wunsch nach einem selbstbestimmten Leben behindert und beschädigt wurden. Tragisch ist da das Beispiel von Matthias Domaschk, der nach forcierten Verhören durch die Staatssicherheit 1981 auf ungeklärte Weise zu Tode kam (vgl. Wensierski, 2023). Auch nicht so drastische Bespiele zeigen, dass der repressive DDR-Staat unter Führung der SED andere Meinungen nicht öffentlich zuließ und bekämpfte. Jugendliche beschreiben das in dem Buch *Macht aus diesem Staat Gurkensalat* (Jadke et al., 2011). Schnell wurden kritische Jugendliche, die auf Missstände (z. B. verfallende Altstädte, Mauertote, Reiseeinschränkungen, Wahlunregelmäßigkeiten usw.) aufmerksam machten, zu Staatsfeinden erklärt, verfolgt und bekamen in bestimmten Fälle eine operative Personenkontrolle. Manche unterlagen Zersetzungsmaßnahmen mit und ohne Inhaftierung. Die Staatssicherheit ging unberechenbar vor.

2.7 Geschichtliche Einordnung

Nach Aussage der Wissenschaft ist die Erde 4,5 Milliarden Jahre alt, unser Sonnensystem etwa 4,6 Milliarden Jahre. Der Urknall (englisch: *Big Bang*) als vermutete Entstehungszeit des Universum ereignete sich vor ungefähr 13,8 Milliarden Jahren. Das sind gewaltige Zahlen. Wie soll man die verarbeiten? Ein 70 kg schwerer Mann hat etwa 36 Billionen Zellen, eine 60 kg schwere Frau etwa 28 Billionen, ein zehn Jahre altes Kind mit einem Gewicht von 32 kg 17 Billionen Zellen. Das haben Forscher unter Einbeziehung von 1.500 wissenschaftlichen Quellen herausgefunden. Auch diese Zahlen sind unvorstellbar und doch Realität.

Vor etwa 3,5 Milliarden Jahren gab es erste Anzeichen oder Spuren von Leben auf der Erde. Das waren bakterienartige Einzeller, die sogenannten Prokaryonten. Diese Blaualgen besaßen noch keinen Zellkern. Die Reihe der Hominiden beginnt mit dem Australopithecus vor 3,7 Millionen Jahren, gefolgt vom Homo habilis vor 2,5 Millionen Jahren, dem Homo erectus vor 2,1 Millionen Jahren, dem Homo neanderthalensis vor 150.000 Jahren, dem Homo sapiens vor 40.000 Jahren und führt bis zum heutigen Menschen, dem Jetztmenschen. Was haben wir für eine lange Vorgeschichte! Diese abstrakten Zahlen muten merkwürdig an, bilden für mich aber eine Brücke von der Natur zur Kultur. Ich lernte in der Schule noch, dass der Urmensch vor 1 Million Jahren entstand.

Ausgerüstet mit Faustkeil, später mit Speer und Bogen, erlebten wir keine vernichtenden Kriege und Auseinandersetzungen. Naturkatastrophen waren die größte Gefahr. Besitz galt wenig, Freizügigkeit viel. Es war auch wenig Besitz vorhanden. Das Leben bestand überwiegend aus Überleben. Neid und Habgier hielten sich vermutlich in Grenzen. Naturgötter spielten dabei eine große Rolle. Nach der Entstehung des Menschen vor etwa 2,5 Millionen Jahren, der Urhorde und der sehr langen Zeit der Jäger-Sammler-Sozietäten, kam es schließlich durch die Sesshaftwerdung mit Ackerbau und Viehzucht und später der Bronze- und Eisengewinnung zu großen Veränderungen.

Fromm (1991) spricht, wie bereits erwähnt, von der neolithischen Krise. Mit Blick auf die frühen Hochkulturen (Karal, Levante, Industal, Etrusker, Phönizier) sind die 3.000 Jahre Ägypten von nur wenigen Kriegen durchzogen. Warum das so ist, obliegt der weiteren Forschung. Trotzdem lösen sich Krieg und Frieden in der gesellschaftlichen Entwicklung einander ab. Das vollzieht sich nicht gleichmäßig, aber grundsätzlich. Die frühe Christianisierung ist von kriegerischen Auseinandersetzungen durchzogen. Der 30-jährige Krieg hinterließ tiefe Spuren, ebenso der Westfälische Frieden. Doch das 20. Jahrhundert ist durch die beiden Weltkriege das Rekordjahrhundert der Kriege. Mit der Entwicklung der Atomwaffen und dem Abwurf der Atombomben 1945 auf Hiroshima und Nagasaki ist das Atomzeitalter als Abschreckung eingezogen. Während der Kubakrise sind wir einer atomaren Eskalation knapp entgangen. Wird das in Gegenwart und Zukunft bei den bestehenden kriegerischen Konflikten auch so bleiben?

2.8 Menschenrechte

Die allgemeine Deklaration der Menschenrechte am 10. Dezember 1948 in New York ist ein Durchbruch der Vernunft in der Menschheitsgeschichte. Sie ist aus meiner Sicht auch eine Grundlage für die Zukunft. Ich sehe diese Erklärung als Ergebnis der beiden Weltkriege. Das Konstruktive muss mit allen Kräften geschützt werden. Nach einer Präambel wurden 30 Artikel eingearbeitet als Grundstruktur.

> »[D]iese Allgemeine Erklärung der Menschenrechte [... ist] das von allen Völkern und Nationen zu erreichende gemeinsame Ideal, damit jeder einzelne und alle Organe der Gesellschaft sich diese Erklärung stets gegenwärtig halten und sich bemühen, durch Unterricht und Erziehung die Achtung vor diesen Rechten und Freiheiten zu fördern und durch fortschreitende nationale und internationale Maßnahmen ihre allgemeine und tatsächliche Anerkennung und Einhaltung durch die Bevölkerung der Mitgliedstaaten selbst wir auch durch die Bevölkerung der ihrer Hoheitsgewalt unterstehenden Gebiete zu gewährleisten.
>
> *Artikel 1:* Alle Menschen sind frei und gleich an Würde und Rechten geboren. Sie sind mit Vernunft und Wissen begabt und sollen einander im Geiste der Brüderlichkeit begegnen.
>
> [...]
>
> *Artikel 9:* Niemand darf willkürlich festgenommen, in Haft gehalten oder des Landes verwiesen werden.«[9]

Was versteht man unter Menschenrechten?

> »Als *Menschenrechte* werden individuelle Freiheits- und Autonomierechte bezeichnet, die *jedem* Menschen allein aufgrund seines Menschseins gleichermaßen zustehen. Sie sind universell (gelten überall für alle Menschen), unveräußerlich (können nicht abgetreten werden) und unteilbar (können nur in ihrer Gesamtheit verwirklicht werden). Sie umfassen dabei bürgerliche, politische, wirtschaftliche, soziale und kulturelle Rechtsansprüche.
>
> Im Unterschied zu Menschenrechten sind ›*Grundrechte*‹ auf den Hoheitsbereich desjenigen Staates beschränkt, der diese Rechte ausdrücklich per Verfassung garantiert. ›Bürgerrechte‹ wiederum nennt man den Teil der Grundrechte, der nur den Staatsbürgern des betreffenden Landes vorbehalten ist.«[10]

Das Wesen der Menschenrechte besteht in Universalität, Egalität, Unveräußerlichkeit und Unteilbarkeit. Außerdem wird zwischen Freiheitsrechten und Persönlichkeitsrechten unterschieden.

9 https://www.un.org/depts/german/gruendungsres/grunddok/ar217a3.html

10 https://de.wikipedia.org/wiki/Menschenrechte

Die Wurzeln der Menschenrechte liegen in der Antike. Dann kommen die jüdisch-christlichen Wurzeln. Die Menschenrechte in der Aufklärung sind ein weiterer Schritt bis in die heutige Zeit. Eine Chronologie der Menschenrechte würde so aussehen:

» ➢ ca. 3. Jahrtausend v. Chr.: Die älteste schriftlich überlieferte Rechtssammlung, der Codex Ur-Nammu, sieht eine Gleichheit der Bürger vor.

➢ Mitte 6. Jh. v. Chr.: Die sogenannte Priesterschrift, eine vermutlich in Babylon verfasste Grundlagenschrift des Pentateuch, spricht von der Gottebenbildlichkeit des Menschen. Mann und Frau sind gleichberechtigte Partner (1. Mose 1,27). Die Zehn Gebote (2. Mose 20) stellen Leben, Ehe, Eigentum und guten Ruf (Ehre, Würde) des Menschen unter göttlichen Schutz.

➢ 1215: Magna Carta. Der englische König Johann Ohneland muss die Willkür des Adels gegen seine Untertanen verfassungsrechtlich bestätigen. Eigentum, Steuerrecht und Zugriff auf die Person sind erstmals staatlich als Schutzrechte des Untertanen gegen die Krone geregelt.

➢ 1525: Im deutschen Bauernkrieg werden in Memmingen die Zwölf Artikel verfasst. Die erste Menschenrechtserklärung in Europa.

➢ 1542: Leyes Nuevas (Neue Gesetze) für die Freiheit der Indios und das generelle Verbot zwangsmäßiger Arbeitsleistungen, aufgrund der Vorschläge von Bartolomé de las Casas von Karl V. erlassen. Auf Druck der spanischen Siedler wurden die Neuen Gesetze 1545 wieder aufgehoben.

➢ 1628: Die Petition of Rights wird vom englischen Parlament gegen König Karl I. erhoben.

➢ 1679: Habeas Corpus Act. Die Festnahme eines Bürgers wird an strikte Regeln gebunden. Niemand darf mehr aus Willkür festgenommen werden.

➢ 1689: Die Englische Bill of Rights wird am 16. Dezember vom Parlament in England verabschiedet.

➢ 1776: Virginia Bill of Rights am 12. Juni 1776 von der Virginia Convention of Delegates verabschiedet.

➢ 1776: Unabhängigkeitserklärung der Vereinigten Staaten am 4. Juli 1776 vom Kongress der dreizehn ehemals englischen Kolonien in Nordamerika zur offiziellen Loslösung von Großbritannien verabschiedet. Darin enthalten die ›unveräußerlichen Rechte‹ auf ›Leben, Freiheit und das Streben nach Glück‹.

➢ 1789: *Déclaration des droits de l'homme et du citoyen* (Erklärung der

Menschen- und Bürgerrechte) am 26. August 1789 von der Nationalversammlung Frankreichs als Verfassungsrecht verabschiedet. Der Entwurf wurde von Marquis de La Fayette und Thomas Jefferson erarbeitet.

➢ 1791: *Déclaration des droits de la femme et de la citoyenne* (Erklärung der Rechte der Frau und Bürgerin) von Olympe de Gouges zur Verabschiedung durch die französische Nationalversammlung verfasst.

➢ 1791: Amerikanische Bill of Rights in den USA am 15. Dezember 1791 als Verfassungszusätze *(Amendments)* 1–10 aufgenommen.

➢ 1794: Allgemeines Landrecht für die Preußischen Staaten: ›Die allgemeinen Rechte der Menschheit gebühren auch den noch ungeborenen Kindern schon von der Zeit ihrer Empfängnis‹.

➢ 1948: Verabschiedung der Allgemeinen Erklärung der Menschenrechte durch die UN-Generalversammlung am 10. Dezember, maßgeblich motiviert durch die Menschenrechtsverletzungen des Zweiten Weltkriegs. Viele Staaten haben diese Erklärung in ihre Verfassung (z.B. deutsches Grundgesetz) aufgenommen. Seitdem wird der 10. Dezember als internationaler Tag der Menschenrechte begangen.

➢ 1950: Verabschiedung der Europäischen Menschenrechtskonvention am 4. November 1950 in Rom

➢ 1966: Von den Vereinten Nationen wurden am 19. Dezember 1966 zwei völkerrechtlich verbindliche Menschenrechtskonventionen verabschiedet, der Internationale Pakt über bürgerliche und politische Rechte (›Zivilpakt‹) und der Internationale Pakt über wirtschaftliche, soziale und kulturelle Rechte (›Sozialpakt‹). Beide Abkommen traten 1976 in Kraft, nachdem sie von einer ausreichenden Zahl von Staaten ratifiziert wurden.

➢ 1979: Übereinkommen zur Beseitigung jeder Form von Diskriminierung der Frau

➢ 1993: Die Weltkonferenz über Menschenrechte findet vom 14. bis 25. Juni in Wien statt. In der Folge wird ein UN-Hochkommissariat für Menschenrechte eingerichtet.

➢ 2000: Verabschiedung der Charta der Grundrechte der Europäischen Union am 7. Dezember 2000 in Nizza«[11]

Diese Darstellung zeigt, dass es schon immer Bemühungen gab, eine Ethik zu schaffen, die Konstruktives ermöglicht und Destruktives einschränkt.

11 Ebd.

Dieser Rahmen ist bis heute nötig und auf gewisse Weise ein Schutz vor Selbstzerstörung. Davor, etwa 2,5 Millionen Jahre lang, zur Zeit der Horde und Jäger-Sammler-Sozietäten, waren solche Vereinbarungen offenbar nicht nötig und vielleicht auch nicht möglich.

2.9 Die Bedeutung der Künste

Schönheit und Freiheit sind leitende Kategorien in der Kunst. Literatur und Musik sind wie die bildende, darstellende und angewandte Kunst eine notwendige Symbolisierung von Glück und Leid. Die Musik von Johann Sebastian Bach – übrigens die meistgespielte weltweit – enthält Freude, Glück, Leid und Trauer bis zur Erlösung. Diese Konsequenz klärt auf und berührt.

William Shakespeare hat mit seinen Dramen tief in die Seelen der Menschen gesehen mit himmlischen Ausflügen und poetischen Zwischentönen. Seine Aussage im *Hamlet*: »To be, or not to be, that is the question« (Sein oder Nichtsein), klingt wie eine Grundformel des Menschseins.

Der Mensch ist ein Traumaüberwinder. George A. Bonanno (2024) spricht vom Ende der Traumatisierung. Unter bestimmten Bedingungen ist dies möglich, aber durchaus nicht immer. Im großen Roman von Leo Tolstoi *Krieg und Frieden* wird die Geschichte seines Helden Boris Besuchow von 1806 bis 1809 beschrieben. Die Meinungen ausgewählter Schichten kehren heute in einem anderen Zusammenhang in ähnlicher Tendenz wieder. Charakteristisch ist die Parallelität der Spaltungen in Anhänger des Zaren und in Sympathisanten mit dem Gegner (Napoleon).

Fjodor Dostojewski (2019 [1914]) entwirft in *Der Großinquisitor* eine große Parabel vom Kampf gegen entleerte Institutionen für mehr Selbstbestimmung und geistige Freiheit. Dostojewski war mit einer hohen Grundbegabung für die Sprache ausgestattet, verbunden mit seismografischen und psychologischen Fähigkeiten. Sein Vater, der als Arzt tätig war, ermöglichte seinen Kindern Bildung. So wurde der junge Dostojewski zunächst Militäringenieur, bevor er sich als Schriftsteller durchsetzte und international Anerkennung erhielt. 1849 wurde er zum Tode verurteilt, dann begnadigt. Er verbrachte schließlich vier Jahre in politischer Haft. Als ich ebenfalls politisch in Haft kam (übrigens auch

28 Jahre alt), las ich in der Zelle seinen großen Roman *Die Brüder Karamasow*. Diese gehaltvolle Literatur ließ mich neben anderen Autoren geistig überleben. Dostojewski war politisch einem christlichen Sozialismus nahe.

Heinrich Olschowsky (2023) kritisiert das »Großrussische« mit seinem Machtanspruch und seiner Arroganz im Zusammenhang mit dem russisch-ukrainischen Krieg. Dazu gehören auch die Künstler des 19. Jahrhundert. Diese waren sicherlich sehr unterschiedlich involviert und haben sich verschieden mit dem russischen Zarenreich identifiziert. Wenn ich mich an dieser Stelle einschalte, dann deshalb, weil es für mich in fast jedem Land, das ich bereiste, Identifikationspunkte gibt. In erster Linie bin ich mit meiner Heimat (verwurzelt sein in der Herkunft) identifiziert und meinem sozialen Netz. Die russische Literatur, das Schachspiel, die chinesischen Philosophen Laudse, Konfuzius und der Jazz, im kulturellen Schmelztiegel der USA entstanden, gehören insbesondere dazu. Das ist oppositionelle Kunst, aber auch Staatskunst. Der französische Psychoanalytiker und Denker Jacques Lacan (2024) sagte einmal, dass der Künstler dem Psychoanalytiker stets vorausgehe und ihm gewissermaßen den Weg bahne. In einer Ausstellung mit bekannten Künstlern in Metz (2024) gibt es eine Hommage an den bekannten Psychoanalytiker.

Aus der Zunft der Liedermacher möchte ich Wolf Biermann mit der letzten Strophe eines Liedtextes etwas beitragen lassen, gefolgt von Stephan Krawczyk und Karl-Heinz Bomberg mit dem Lied, das dem Buch den Titel gab:

Soldat Soldat

Soldat Soldat in grauer Norm
Soldat Soldat in Uniform
Soldat Soldat, ihr seid so viel
Soldat Soldat, das ist kein Spiel
Soldat Soldat, ich finde nicht
Soldat Soldat, dein Angesicht
Soldaten sehn sich alle gleich
Lebendig und als Leich

Wolf Biermann

König Narr

Er spricht mit Steinen, lacht mit Regenschauern.
Er liebt die Luft wie schöne Frauen.
Sein Schlaf ist eine Reise zu den Wesen,
die sich aus Ahnung ihre Hemden weben.

Nieder mit den falschen Führern! Hoch, König Narr!

Er hört die Flüsse ihre Lieder singen.
Er kann sich an starkem Wind betrinken.
Das Einhorn grast auf seiner Augenweide.
Er ist ein Kind von Lust und Riesenfreude.

Nieder mit den falschen Führern! Hoch, König Narr!

Er glaubt der Nase und seinen Händen.
Er will in Ruhe seine Zeit verschwenden,
lässt sich vom Staubkorn in die Höhe tragen,
er nennt die Dinge beim geheimen Namen.

Nieder mit den falschen Führern! Hoch, König Narr!

Stephan Krawczyk

Nur wenn Frieden ist

Nur wenn Frieden ist
freuen sich die Herzen,
leuchtet Alltag,
klingt die stille Nacht.

Nur wenn Frieden ist
entwickeln sich und wachsen
Mensch und Pflanze
und der kleine Bär.

Nur wenn Frieden ist
Wissen Mütter, Kinder,
dass die Väter nicht
getötet sind im Feld.

Nur wenn Frieden ist
Gibt's normales Leben,
das auch so schon
nicht ganz ohne ist.

Nur wenn Frieden ist
tanzt die Liebe länger.
Und die Hoffnung
öffnet ihre Tür.

Nur wenn Frieden ist
können wir gedeihen.
Teil des Ganzen,
lächelt die Natur.

Karl-Heinz Bomberg
Januar 2024, Nr. 1452 (215)

Was Menschen Menschen antun

Vor rund zweitausend Jahren schon.
Da starb am Kreuz der Menschensohn.
Ein Jude seiner Tage.
Und sagt vorher: Für heut, für nun.
Sie wissen es nicht, was sie tun.
Und stellt an Gott die Frage:
Warum?

Seither lässt mich nicht rasten, ruhn.
Was Menschen andern Menschen tun.

Was Jesus einst am Kreuz erlitt.
Erfühlten seine Jünger mit.
Und daraus ward ihr Glauben.
Der wirkt hinein in unsre Zeit.
Und stillt den Wunsch nach Menschlichkeit.
Den darf uns keiner rauben.
Nie mehr.

Fragt wachsam alle, Frau und Mann.
Was tut der Mensch dem Menschen an?

Die Barbarei brach in die Zeit.
Am Hakenkreuz, die Öffnung weit.
Da dröhnten die Kanonen.
Der neue Krieg die Fäuste schnellt.
Und zielt in unser Lebenszelt.
Noch können wir drin wohnen.
Wie lang?

Vergesset nie. Es geht uns an.
Was Menschen Menschen angetan.
Was Menschen Menschen antun.

Die Krise, die das Geld betrifft,
ist ein ganz besondres Gift,

weil viele daran sterben.
Und unter uns die Täter sind,
dass sich ein starkes Mittel find.
Gegen das Verderben.
Und schnell.

Vergesset nie. Es geht uns an.
Was Wenige Vielen angetan.
Und was wir schützen müssen.

Und wenn wir zueinander gehn.
Im Füreinander Hoffnung sä'n.
Das Trennende begraben.
Das Leben ist ein hohes Gut.
Und wer für sich, für andre tut.
Wird Leben in sich leben.

Karl-Heinz Bomberg
November 1988, Nr. 233

Der Kabarettist und Schauspieler Uwe Steimle aus Dresden wurde vom Staatskünstler zum Querdenker und verarbeitete seine Gefühle zusammengefasst in folgendem Text:

Lasst euch nicht den Mund verbieten.
Leute redet, wir ihr wollt.
Auch wenn hoch bezahlte Nieten.
Meinen, dass ihr das nicht sollt.

Diese Zeilen erinnern an August Heinrich Hoffmann von Fallersleben, der durch kritische Texte seine Professur an der Universität Breslau verlor. Und an Wolfgang Borcherts *Dann gibt es nur eins* (1947):

> Du. Mann an der Maschine und Mann in der Werkstatt. Wenn sie dir morgen befehlen, du sollst keine Wasserrohre und keine Kochtöpfe mehr machen – sondern Stahlhelme und Maschinengewehre, dann gibt es nur eins:
> Sag NEIN!

> Du. Mädchen hinterm Ladentisch und Mädchen im Büro. Wenn sie dir morgen befehlen, du sollst Granaten füllen und Zielfernrohre für Scharfschützengewehre montieren, dann gibt es nur eins:
> Sag NEIN!
>
> Du. Besitzer der Fabrik. Wenn sie dir morgen befehlen, du sollst statt Puder und Kakao Schießpulver verkaufen, dann gibt es nur eins:
> Sag NEIN!

So geht es etliche Strophen weiter. Der Forscher, der den Tod erfinden soll, der Dichter, der Hass- statt Liebeslieder singen soll, vom Arzt und vom Pfarrer über Kapitän, Pilot, Schneider, Richter und viele andere bis zu den Müttern, die Soldaten gebären sollen, sie alle sollen *Nein* sagen, denn ...

> Denn wenn ihr nicht NEIN sagt, wenn IHR nicht nein sagt,
> Mütter, dann:

Ja dann ... dann beginnt Borchert, die schrecklichen Konsequenzen von Krieg zu beschreiben. Fischfaulige Luft in den Häfen, kraterzerissene Straßen, bleierne Stille auf Kinderspielplätzen, nicht eingebrachte Ernte oder brachliegende Felder und so weiter, und so weiter, dann ...

> dann wird der letzte Mensch, mit zerfetzten Gedärmen und verpesteter Lunge, antwortlos und einsam unter der giftig glühenden Sonne und unter wankenden Gestirnen umherirren, einsam zwischen den unübersehbaren Massengräbern und den kalten Götzen der gigantischen betonklotzigen verödeten Städte, der letzte Mensch, dürr, wahnsinnig, lästernd, klagend – und seine furchtbare Klage: WARUM? wird ungehört in der Steppe verrinnen, durch die geborstenen Ruinen wehen, versickern im Schutt der Kirchen, gegen Hochbunker klatschen, in Blutlachen fallen, ungehört, antwortlos, letzter Tierschrei des letzten Tieres Mensch – all dieses wird eintreffen, morgen, morgen vielleicht, vielleicht heute nacht schon, vielleicht heute nacht, wenn – wenn – wenn ihr nicht NEIN sagt.

Ein engagiertes Gedicht mit hoher Sprachpräzision. Und es berührt. Als ich es las, sind mir die Tränen gekommen. Bertolt Brecht (1986 [1953]) wiederum sagt es ganz kurz.

Wo Unrecht zu Recht wird,
wird Widerstand zur Pflicht.

Die unabhängige Friedensbewegung (kirchliche Kreise, autonome Gruppen) in der DDR war überwiegend pazifistisch geprägt. Aber eben nicht durchgehend. Es gab Einzelne und Gruppierungen, die Waffen für notwendig hielten. Von ihnen wurde auch das bekannte Gedicht *Bewaffneter Friede* (1904) von Wilhelm Busch zitiert:

Ganz unverhofft, an einem Hügel,
Sind sich begegnet Fuchs und Igel.

»Halt«, rief der Fuchs, »du Bösewicht!
Kennst du des Königs Ordre nicht?

Ist nicht der Friede längst verkündigt,
Und weißt du nicht, daß jeder sündigt,
Der immer noch gerüstet geht? –
Im Namen Seiner Majestät,
Geh her und übergib dein Fell!«

Der Igel sprach: »Nur nicht so schnell!
Laß dir erst deine Zähne brechen,
Dann wollen wir uns weitersprechen.«

Und alsogleich macht er sich rund,
Schließt seinen dichten Stachelbund

Und trotzt getrost der ganzen Welt,
Bewaffnet, doch als Friedensheld.

So gab es in der Friedensbewegung verschiedene Strömungen, die am Ende zusammengingen. Das wünschte ich mir auch für die heutige Welt. Ein Zusammengehen verschiedener Friedenskräfte mit und ohne Waffen als ein Sowohl-als-auch, nicht als Entweder-oder. Gerhard Bause verarbeitet auch in seinem neuen Buch (2022) in Form von Gedichten und Prosa erlittene politische Haft und Verfolgung. Ebenso Matthias Storck (2022) in der Art und Weise von Rückblicken und Reflexionen. Jeder braucht dafür seine

Zeit. Herr Kuhn begann ganz früh damit, andere haben noch nicht begonnen. An dieser Stelle ein Textauszug des Liedermachers Gerulf Pannach aus *Ketten werden knapper* (1973):

Singt für alle, die alles wagen
Für die Leute in jedem Land
Die gemeinsam den Erdenball tragen
Daß kein Mensch mehr noch steht am Rand

Ketten werden knapper
Und brechen sowieso
Wie junger Rhabarber
Wie trockenes Stroh
An der Hand des Riesen
Der tausend Nasen hat
Der braucht nur zu niesen
Und wendet das Blatt

Singt für alle, die alles wagen
Für die Leute in jedem Slum
Wo der Gürtel um jeden Magen
Wird zum Knüttel dem reichen Mann

Im meinem Buch *Heilende Wunden* (2018) bin ich bereits ausführlich auf künstlerische Medien in Verbindung mit Resilienz und Salutogenese eingegangen. Deshalb möchte ich diesen Exkurs an dieser Stelle beenden und zum nächsten Kapitel kommen. Doch zum Abschluss soll nochmals Stephan Krawczyk (2022, S. 30) das Wort erhalten:

> »In den Silben liegt Trost oder Trauer oder beides zugleich – oder Freude, Zorn, Wehmut, Wut. Liebe, Sanftmut, Gleichgültigkeit, Angst, alles, was wir an Gefühlen zustande bringen, das alles liegt als eine Frequenz im Klang der Silben, wenn wir miteinander sprechen. Der leichte Faltenwurf der Silben wirkt wie Schriftzeichen, die unser Verständnis nicht deuten kann. Dafür haben wir einen besonderen Sinn für das jenseits von uns Wahrgenommene, das sein Wesen treibt in den weiten Hallen des Ungenutzten.«

Wahrlich ein fließender Übergang von Literatur zur Psychoanalyse.

2.10 Vorträge und Reisen

Schon als kleiner Junge fand ich es aufregend, wenn wir in einen anderen Ort fuhren oder wanderten. Als gebürtiger Creuzburger/Thüringer waren die Creuzburg und die Wartburg begehrte Ziele. Als Schulkind interessierte ich mich insbesondere für Geschichte, Geografie und Sprachen. Die Logik der Naturwissenschaften, speziell der Physik, zog mich ebenfalls an. Es trieb mich hinaus, ich wollte die Welt sehen. Mit meinen Eltern fuhr ich zur Ostsee, ins Elbsandsteingebirge, nach Tschechien und natürlich in den Thüringer Wald.

Mit sechs Jahren brachte mein Vater mir das Schachspiel bei. Bis zum 18. Lebensjahr spielte ich aktiv, heute nur noch gelegentlich. Das strategische und taktische Denken ist allerdings bis in die Gegenwart geblieben. Blockflöte lernte ich mit zehn Jahren ohne nachhaltige Wirkung. Die Friedenslieder waren in der Schule Pflichtprogramm des Arbeiter-, Bauern- und Friedensstaats. Schon früh wollte ich später mal Medizin studieren, wollte mich und die anderen besser kennenlernen. Das biopsychosoziale Krankheitsmodell ist für mich wie geschaffen.

Mit 13 Jahren bestand die Möglichkeit, in einem Blasorchester, finanziell getragen durch einen großen Industriebetrieb meiner Heimat Thüringen, mitzuwirken. Zunächst sollte ich Tuba lernen. Dagegen wehrte ich mich mithilfe meiner Eltern erfolgreich. Schließlich begann ich 1968 mit dem Trompetenspiel. Der Jazz hat es mir bis heute angetan. Doch auf der Trompete war ich nicht gut genug und suchte ein Instrument, das noch besser zu mir passt. So fand ich über das Banjo zur Gitarre, eine anhaltende Liebesbeziehung seit 1972. Das Lied, das Chanson wurde zu meiner wichtigsten Ausdrucksform, nachdem der Gesang zeitgleich dazugekommen war. Von Anfang an waren viele Friedenslieder dabei. In der Schule erfuhr ich dagegen die Sicht des sozialistischen Staats DDR zu Krieg.

1973 erhielt ich einen Studienplatz für Medizin in Leipzig, legte 1974 das Abitur ab und musste nun zur Armee. Obwohl ich wahrhaftig kein Hüne bin und eher zur Frédéric-Chopin- als zur Muhammad-Ali-Fraktion der Männer gehöre, war für mich klar, dass ich zur Armee gehe. Damals war ich noch nicht soweit, den Dienst mit der Waffe zu verweigern. Das wäre auch schwer möglich gewesen, da ich dann nicht hätte Medizin studieren können. Meine Friedenslieder waren noch zu leise, aber die Trompete rettete mich. Nie habe ich so viel Trompete gespielt, wie bei der NVA. So konnte ich widerstehen. Mein Nennonkel holte mich mit dem Auto ab, um meine Instrumente zu transportieren. Das sich anschließende Studium war für mich dann prägend, beginnend an Leichen über den lebenden Körper bis hin zur Seele. Die Gitarre begleitete meine Gesänge.

Meine erste selbstständige Reise unternahm ich mit einem etwas älteren Begleiter im Alter von fast 21 Jahren nach Prag. Ich war also kein Frühstarter wie Jack Kerouac. Dann ging es aber Schlag auf Schlag und Durchfall ist bis heute mein ständiger Reisebegleiter. Beim Trampen musste ich öfter in die Büsche, lernte aber erst später, wie man es richtig macht, in der Hocke seine Notdurft zu verrichten. 1978, 1979, 1980 und 1982 reiste ich durch die ruhmreiche Sowjetunion. Einmal bekam ich Schläge angedroht, weil ich Deutscher bin. Andere Russen nahmen mich in Schutz. So ging der Kelch an mir vorüber. Auch auf die Krim trampten wir. Doch ein zugestiegener Russe hatte uns bei der Polizei verpfiffen. Kurz nach dem Aussteigen wurden wir kontrolliert. Glücklicherweise ohne Folgen, denn eine solche Kontrolle bedeutete manchmal beschleunigten Rücktransport. Das hatten wir bei Jack London gelernt. Schließlich fuhren wir mit dem Tragflächenboot von der Krim nach Odessa und machten Halt in einer für Deutsche verbotenen Stadt. Als Tramper fielen wir durch den sowjetischen Radarschirm und kehrten schließlich unbeschadet in die DDR zurück. Doch natürlich, wie ich heute weiß, hatte uns die Staatssicherheit auf dem Schirm, ließ uns aber machen.

1980 erlangte ich einen Spielausweis als Liedermacher, 1982 meine Approbation als Arzt. 1981 lernte ich Stephan Krawczyk kennen, eine bis heute bestehende Freundschaft. 1982 erhielt ich nach einem Auftritt in der Moritzbastei Leipzig Spielverbot. Der mit auftretende Geiger wäre beinahe exmatrikuliert worden. Wie er mir später sagte, ging das zum Glück nicht, weil er krankgeschrieben war. 1984 wurde ich wegen regimekritischer Lieder inhaftiert. Mir drohten wegen staatsfeindlicher Hetze zwei bis zehn Jahre Gefängnis. Durch viele Proteste kam ich nach drei Monaten frei. Im Herbst desselben Jahres lernte ich bei einer kirchlichen Friedensveranstaltung Bettina Wegner kennen. Schon damals hatte ich das Gefühl, dass Friedensarbeit Bildungsarbeit ist.

Die Erwartungen meiner Eltern waren – für mich gefühlt – nicht gering. Ich sollte studieren und einen guten Beruf ausüben. Was lag da näher, als Arzt zu werden? Mein Vater sagte, dass ich bloß kein Fachidiot werden solle. Davon hätten wir schon zu viele. So setzte ich auf innere und äußere Vernetzung als beruflicher Zehnkämpfer. Auch in Demokratien gibt es Unrecht. Das wird gern übersehen. Warum? Weil »Zehnkämpfer«

zu hohe Ideale haben. Und da ist noch ein altes biografisches Thema in mir: *Drei Unentwegte* (1960) ist der Titel eines Tierfilms, der mich anhaltend bewegt. »Vom Glück des Wiederfindens« lautete eine Tagung der Arbeitsgemeinschaft für Psychoanalyse und Psychotherapie Berlin e. V. (APB). Neulich hatte ich die Idee, dass alle in der Familie wieder zusammenkommen sollten, einschließlich meiner beiden Halbgeschwister.

Meine Reisen in über 140 Länder waren manchmal sehr ausgedehnt und manchmal nur ganz kurz, wie ärztliche Visiten unter biopsychosozialen Gesichtspunkten. Die meiste Zeit meines Lebens habe ich jedoch in meinem Arbeitszimmer gearbeitet, psychoanalytisch und künstlerisch. Als ich 1987 eine Postkarte aus Frankfurt am Main mit Hochhäusern erhielt, dachte ich an New York. So wenig kannte ich mich damals aus. 1989 machten wir uns systematisch auf den Reiseweg. Zunächst waren es touristische Reisen mit Bildungsanteil. Später kamen Vorträge dazu. 2010 war ich über die Konrad-Adenauer-Stiftung in den USA an der Georgetown University und am Goethe-Institut in Washington, D. C. Ein Höhepunkt.

Beim Reisen geht es immer um äußere und innere Reise (Schulz, 2017, S. 15). Das Alter spielt dabei eine große Rolle. Reisen selbst vermittelt ein Gefühl von Zeitlosigkeit und Freiheit. Deshalb reise ich weiterhin. Es ist mein Urbedürfnis nach Freiheit, geprägt durch ein Bildungselternhaus, geografische und philosophische Interessen. Das äußere Eingesperrtsein in der DDR spielt kompensatorisch die kleinere Rolle. Innerlich fühlte ich mich weniger eingesperrt, denn die Gedanken sind frei.

Seit 1981 verbinde ich Vorträge, Auftritte und Reisen, zunächst auf nationaler Ebene, ab 1990 zunehmend auch international. Stellvertretend folgen nun einige Geschichten dazu. 1990 hatte uns ein Berner Buchhändler eingeladen, nachdem er mich an der Oberbaumbrücke in Berlin im Rahmen des Mauerfalls als Liedermacher hören konnte. In Bern hatte er eine große Buchhandlung mit einem Kino als Vortragsraum. Bis heute bin ich beeindruckt. Bei Radio Kelmis an der belgischen Grenze sang ich jene fünf Lieder, die mich 1984 ins Gefängnis brachten: *Staatsbesuch; Friede, Freude, Eierkuchen; Geschichten; Sonnenschein und Regen* und *Was Menschen Menschen antun*. Ein Hauptmann der Staatssicherheit schrieb darüber 1987 seine Diplomarbeit an der Juristischen Hochschule des Ministeriums für Staatssicherheit in Potsdam-Golm.

In Ungarn sang ich vor Schülern in mehreren ungarisch-deutschen Schulen. Durch die Lehrer gut vorbereitet, waren die Schüler neugierig und interessiert. Im Senegal hatten wir eine gut besuchte Veranstaltung, die sich über den ganzen Nachmittag bis zum Abend hin erstreckte. Dort ist es üblich, dass zwischendurch auf dem Stuhl geschlafen wird. Ähnlich war es in Mali. Die Konrad-Adenauer-Stiftung hatte gute Kontakte vorbereitet und leistet unentwegt eine beachtliche Bildungsarbeit weltweit in über 100 Ländern, ähnlich die Friedrich-Ebert-Stiftung und das Goethe-Institut. In Kambodscha besichtigten wir nach den Killing Fields das berüchtigte Stadtgefängnis S-21 und begegneten dort einem der vier Überlebenden, der gerade ein Buch geschrieben hatte. Die Begegnung ist in mir, als ob sie gestern war.

Michael Lapsley, ein anglikanischer Priester in Kapstadt, der sich für Schwarze einsetzt, verlor durch eine Briefbombe beide Hände und ein Auge. Er kämpfte ums Überleben. Sein Überleben hat er zu seinem Lebensziel im Institute for Healing of Memories (IHOM) umgesetzt. Beim Vortrag riss mir eine Gitarrensaite und wir mussten improvisieren. Die Stimmung in der National Library of South Affrica Cape Town Campus war dennoch vom Feinsten.

Japan ist so gut durchorganisiert wie Deutschland. An der Frauenuniversität interessierten sie sich vor allem für das Leben mit und nach der Mauer. Im Zug verbeugte sich der Schaffner gleich zweimal und kontrollierte unsere Fahrscheine nicht. Wir spielten in einem buddhistischen Kloster. Ein Mönch hatte zunächst Angst, dass wir Lieder singen, die nicht in diesen kirchlichen Raum passen. Er erinnerte mich an ängstliche Pfarrer in DDR-Kirchen. Wir lernten uns kennen und danach vertraute er uns. Am Ende feierten wir gemeinsam eine gelungene Veranstaltung in der Gemeinde.

Nachdem ich diese Zeilen geschrieben habe, werden wir, wenn alles gut geht, dieses Jahr im August in Buenos Aires sein. Ich bin unendlich dankbar, dass solche Dinge möglich sind.

3 Fallbeispiele

Im Austausch mit meinen Kollegen weiß ich, wie unterschiedlich viel in Therapien über Politik gesprochen wird. In manchen fast gar nicht, in manchen etwas mehr und in manchen recht häufig. Letzteres ist bei mir der Fall. Natürlich soll kein Politunterricht daraus werden. Einige eröffnen die Stunde gleich damit, wie viel Angst sie vor einem Dritten Weltkrieg oder einem Atomkrieg haben. Es ist manchmal wie zu Zeiten der Coronapandemie. Nach dem tagespolitischen Update kommen dann die anderen Themen. Das Erleben mitteilen zu können, dafür muss immer Raum sein. Schwierig ist es jedoch mit Interpretationen und ausschweifenden Theorien. Da setze ich eine Grenze und verweise auf andere Austauschmöglichkeiten. Ich selbst möchte abstinent und neutral bleiben und die Mitte halten. Hans-Jürgen Wirth (2022, S. 85) schreibt dazu:

> »Zudem findet die psychotherapeutische Arbeit häufig dort eine Grenze, wo religiöse oder politische Grundüberzeugungen berührt werden. Solche Überzeugungen zu deuten oder zu problematisieren, wird von Patientinnen und Patienten in aller Regel als Übergriff erlebt, weil sie gleichsam zum harten Kern ihrer Identität gehören.«

Ihm gelingt es jedoch in einer Behandlung, eine politische Aussage in wirksame genetische Deutungen einzubinden und auch in der Übertragung so zu nutzen, dass dem Patienten für sein Handeln der Bezug zur Biografie deutlich wird. Das gelingt aus meiner Erfahrung allerdings nur in der Minderheit der Fälle. Wichtig scheint mir an dieser Stelle, die Bedeutung der öffentlich-rechtlichen Medien zu erwähnen. Eigentlich sollten sie neutral und objektiv berichten. Dafür werden sie vom Steuerzahler bezahlt. Das geschieht aber leider nicht durchgehend. Insbesondere dann, wenn erhöhte Ängste erzeugt werden. Richard David Precht und Harald

Welzer setzen sich in ihrem wichtigen Buch *Die vierte Gewalt* (2022) damit auseinander.

Wie in meinen vorherigen Büchern, Artikeln und Beiträgen (2004, 2009, 2015, 2018, 2021) möchte ich nun als eine Art Langzeitdokumentation vor allem alte, aber auch neue Patienten zu Wort kommen lassen. Im Zeitraum von 20 Jahren konnte ich tiefere Einblicke gewinnen, die ich weitergeben möchte. 2024 jährt sich meine eigene politische Haft zum 40. Mal. Auf die Erkenntnisse der ersten 20 Jahre von 1984 bis 2004 greife ich ebenfalls zurück. Der Schriftsteller Erich Loest hat in einem Rundfunkinterview 1990 schon betont, dass jeder DDR-Bürger seine eigene Geschichte hat. In der Debatte mit den Autoren Dirk Oschmann (2023) und Katja Hoyer (2023) wird aber deutlich, dass natürlich nicht jeder eine Verfolgungsgeschichte habe. Ob so oder so, alle möchten ernst genommen werden. Ich fühle mich mit meiner Geschichte in der Aufarbeitungsgruppe der Kollegen in der Minderheit. Die westdeutschen Kollegen überwiegen und damit auch bestimmte Biografien. Dennoch hat das Thema meine Patienten, wie schon die vorausgehenden Male, sehr bewegt. Bereits in den *Unsichtbaren Wunden* (2009) sind sie wichtiger Teil der Dokumentation. Ähnlich war es bei den *Verborgenen Wunden* (2015) und schließlich bei den *Heilenden Wunden* (2018) mit den Kategorien Vulnerabilität und Resilienz sowie bei den *Seelischen Narben* (2021) mit Freiheit und Verantwortung. Jetzt liegt der Fokus auf Destruktivität und Konstruktivität.

Herr Kuhn und Herr D. setzen ihre Reflexionen am Thema fort, Frau O. kann ihrer Wut ein Ventil geben, das Stundenprotokoll von Herrn S. bringt die Gefängnisinnenwelt in Erinnerung, Herr G. wird erneut zum Stehaufmännchen, Herr F. zieht Bilanz unter dem Gesichtspunkt des Buchtitels, ebenso Herr K.-H., Frau T. und Herr R. reflektieren über die Bedeutung der Demokratie in schwierigen Zeiten, Frau J2 berichtet vom Gefängnis Hoheneck. So werden Innen- und Außenwelten beleuchtet und die Überwindung menschlichen Leids. Eingangs der Selbstauskünfte der Protagonisten habe ich jeweils noch kleine Ergänzungen vorgenommen.

Gerhard Bause (2022) nimmt Bezug auf die unmenschlichen Gefangenentransporte – eingepfercht, dunkel, schlecht belüftet in speziellen Kabinen von Zug, LKW und Kleinbus (Barkas). Strauß, Frommer, Schomerus und Spitzer (2024) legen neue Forschungsergebnisse vor. Innerhalb des Forschungsverbunds »Gesundheitliche Folgen von SED-Unrecht« bin ich ambulanter Berater. Frommer und Gallistl (2024) weisen in ihrer Veröffentlichung auf die Bedeutung von Spätfolgen hin.

George A. Bonanno (2024) beschreibt, wie der Mensch starke Widerstände im Sinne von Resilienz entwickeln kann, um eine Traumatisierung zu überwinden oder gar nicht erst zuzulassen. Es ist wichtig, dass eine Traumatisierung ein Ende haben sollte, auch wenn das nicht immer möglich ist. Das ist kein Zeichen von Schwäche, sondern zeigt, wo schmerzhafte Grenzen liegen. Das Loslassen von traumatischen Erlebnissen ist ein wichtiges Ziel. Die Behandlung politisch traumatisierter Patienten durch Repression in der DDR erfolgt in der Regel modifiziert analytisch, häufig im Sitzen, selten im Liegen. Alternative Methoden spielen eine wichtige Rolle. Diffuse Verspannungs- und Schmerzzustände sind durch begleitendes Hatha Yoga oder auch die Inhärenzmethode nach Erika Kunz (2015) zu lindern.

3.1 Herr Kuhn

Herr Kuhn wurde mit 20 Jahren als Bundesbürger wegen Fluchthilfe zu sechs Jahren Freiheitsstrafe verurteilt. Davon verbüßte er knapp die Hälfte. Bis heute verarbeitet er seine traumatischen Erlebnisse in seinen Bildern und hat sich parallel schon immer auch der Freiheit und Schönheit im Bild gewidmet. Aktuelle Menschenrechtsverletzungen treffen auf seine alte Wunde. Hier ruft er auf zum gemeinsamen Handeln gegen Unrecht mit den Mitteln der Kunst.

Gedanken zu: Was Menschen Menschen antun

Ich hatte das Glück, 1955 im Westen des freien-demokratischen Rechtsstaats der Bundesrepublik Deutschland geboren worden zu sein und dort dann auch aufwachsen zu dürfen. Schon hier zeigt sich ein gravierender Unterschied, wann und wo der Mensch geboren wird. Von Menschen gemachte Freiheit oder Unfreiheit. Eingesperrt hinter hohen Mauern und Stacheldraht. In Not und Armut. In einer Demokratie oder Diktatur. In einem fürsorglichen oder durch Gewalt dominierten Elternhaus. Aufgewachsen in Liebe oder Hass. Dies prägt den Menschen für sein ganzes Leben und beeinflusst sein Handeln gegenüber sich selbst und anderen.

Was Menschen Menschen antun können, habe ich selbst mit 20 Jahren als politischer Häftling in der DDR im Osten des geteilten Deutschlands an Leib und Seele erfahren. 1975 wurde ich und im Kofferraum versteckte, flüchtende DDR-Bürger/innen beim Versuch, die Grenze in den Westen zu überwinden, festgenommen. Beim Bezirksgericht in Cottbus wurde ich 1976 zu sechs Jahren Gefängnis wegen »staatsfeindlichem Menschenhandel« verurteilt. Sechs Monate war ich in Gewahrsam in den U-Haftanstalten der DDR in Erfurt, Berlin-Hohenschönhausen und Cottbus. Diese Zeit war extrem geprägt durch Isolation in Einzelhaft. Schutzlos und ausgeliefert. Psychische Folter durch Schlafentzug und immer wiederkehrende Verhöre durch Offiziere der DDR-Staatssicherheit. Kein Kontakt nach draußen. Androhung von Gewalt: »Wir können auch anders.«

Nach dem Urteil 1976 wurde ich zum Strafvollzug in das Gefängnis Berlin-Rummelsburg verlegt. Dort war ich mit westdeutschen, gelegentlich auch ostdeutschen Mithäftlingen in einer kleinen Zelle von ca. 3 x 5 Meter eingesperrt. Keine Privatsphäre. Offene Toilette. Bleche vor dem Fenster. 3-Stockbetten. Mangelnde ärztliche Versorgung und Verpflegung. Gewalt durch Knebelketten und Hunde. Arrest wegen Arbeitsverweigerung. Kaum auszuhaltende Zwangsarbeit im Schichtsystem im Akkord, nach Norm. Keine sportlichen Betätigungen. Keine Kultur. Allein die vielen interessanten Gespräche und Lebenserfahrungen mit Menschen, die dasselbe erleiden mussten wie ich, haben mir das Leben erleichtert und mir einen neuen, erfahrungsoffenen Blick auf das Leben jedes einzelnen Menschen sowie auf die Gesellschaften gelehrt. In den Büchern von Karl-Heinz Bomberg habe ich detailliert diese zweieinhalb Jahre Zuchthaus beschrieben und wie ich durch meine Kunst die traumatischen Erlebnisse bis dato in Auseinandersetzung und Aufarbeitung zu mindern versuche.

Was Menschen Menschen antun, ist leider sehr vielfältig. Die Menschheitsgeschichte ist voll davon. Psychische und physische Qualen, Gewalt, Folter, Gier, Neid, Missgunst, Menschenversuche, Ausrottung ganzer Völker und Kulturen, Vertreibung, Kindesmissbrauch usw. All diese Menschenrechtsverletzungen, besonders Kriege wie den gerade durch Putin entflammten in der Ukraine, müssen wir erleben, und dass der Mensch im 21. Jahrhundert selbst vor Mord an unschuldigen Kindern nicht zurückschreckt. Dies geschieht vor unserer Haustür und ist kein Einzelfall, aber auf der Welt weiterhin sehr verbreitet. Machterhalt, politische und religiöse Gründe sowie die Ressourcen auf unserer Erde stehen im Vordergrund für solche brutalen Verbrechen gegen die Menschlichkeit. Dies spaltet Gesellschaften und gefährdet Demokratien. Moral und Ethik, Empathie sind außer Kraft gesetzt. Auch wenn wir gerade wieder in düsteren Zeiten leben, wird das Gute über dem Bösen stehen. Auch was wir Menschen der Natur, den Elementen und den Lebewesen zu Land, Luft, Wasser und Erde antun, reit sich in das zuvor Genannte ein, schadet gleichfalls uns selbst und kommenden Generationen und ist eine Gefahr für Frieden und Freiheit.

Auch im Alltag, am Arbeitsplatz, in der Schule, sei es als Kind, Jugendlicher oder Erwachsener, sind wir leider nicht frei von Anfeindungen und Gewalt. Hier möchte ich besonders Mobbing und Gaslighting in der Gesellschaft hervorheben, was sich oft im Verborgenen abspielt, da sich Betroffene oft nicht selbst dagegen wehren können. Narzissten/innen haben bewusste Methoden, andere Menschen zwanghaft zu beeinflussen, ihre psychischen Machtkämpfe auszutragen und in das Leben anderer massiv negativ einzudringen. Sie handeln aus Konkurrenzkampf, Antipathie, Neid, Hass, nicht erwiderter Liebe usw. Durch Beleidigungen, Erniedrigungen, Nötigung, Gerüchte und Rufschädigungen usw. Das kann dazu führen, den Menschen aus Verzweiflung, Existenzängsten und Ausweglosigkeit hin zu Suizidgedanken zu stürzen. Da den Opfern zu wenig oder gar nicht geglaubt wird, drohen ihnen Depressionen und körperliche Beeinträchtigungen. Nur durch entsprechende Hilfe und Empathie kann ihnen geholfen werden, sich zu befreien.

Liebe und Freiheit sind eng miteinander verbunden. Liebe verlangt Respekt, Toleranz und auf die Nöte und Bedürfnisse des anderen einzugehen. Wer uneigennützig handelt, ist ausgeglichener und glücklicher. Zuhören, Teilen und kleine Geschenke machen. Nachgeben, sich aber nicht unterwerfen. Manche haben in der Beziehung die Sorge, dass ihre persönliche Freiheit verloren gehen kann. Verzicht auf eigene Ziele und Gewohnheiten. Das Gefühl des Eingeengtseins und Klammerns. Deshalb will ich mein altes Leben wieder zurück. Liebe und Freiheit sind ein Grundbedürfnis des Menschen und wir sollten sie behüten wie einen Schatz.

Freiheit ist ein Traum von Sehnsucht. Selbstbestimmt auf grenzenlose Entdeckerreisen gehen. Abenteuer suchen. Die Welt erkunden. Tun und lassen können, was man will. In der Gegenwart bezieht man sich mehr auf Selbstbestimmung und Selbstverwirklichung. Die persönliche Freiheit steht im Mittelpunkt. Was im Grunde ja auch gut ist. Die Rückzugstendenz ins Persönliche und Familiäre, Soziale und die pessimistische Zukunftssicht und das schwindende Vertrauen in Politik und Gesellschaft führen zu Spaltungen in unserer Gesellschaft. Ausnahmesituationen wie der Shutdown durch Corona und der derzeitige Russland-Ukraine-Krieg, die Energie-Klimakrise usw. haben dies natürlich noch verstärkt. Wenn es dann dazu führt, dass man sich nur auf seine eigene Welt konzentriert und weniger auf das, was draußen geschieht, schadet dies unserer Demokratie und Freiheit. Gerade in diesen schwierigen Zeiten sollten wir gemeinsam Zivilcourage und Engagement zeigen, Mitverantwortung übernehmen, nicht nur fordern. Den Egoismus zurückschrauben, damit uns die erlangte Freiheit weiterhin erhalten bleibt, für unsere Kinder und kommende Generationen. Deshalb ist es so wichtig, dass wir Kulturtraditionen und Moderne in Einklang bringen.

Liebe und Freiheit sind wie ein Musikinstrument zu stimmen. Die Saiten dürfen nicht zu tief oder zu hoch gestimmt sein, damit ein harmonischer, mittiger Klang daraus entsteht.

3.2 Herr Dr. Mühl-Benninghaus

Mit Herrn Dr. Dieter Mühl-Benninghaus habe ich in Leipzig Medizin studiert. Er wurde Chirurg, ich Psychoanalytiker. Uns verbindet, dass wir Friedensjäger sind. Er machte schon früh die Bekanntschaft mit Rupert Neudeck und arbeitet bis heute in Krisengebieten: Sri Lanka, Liberia, Pakistan, Süd-Sudan.

Krieg und Frieden

Geboren 1955 und aufgewachsen in der DDR ging ich nach dem Abitur – entgegen meiner Überzeugung – für lange 18 Monate Grundwehrdienst zur Armee, um danach studieren zu dürfen. Meine Kriegsdienstverweigerung erfolgte erst im Jahre 1991, weil die Bundesrepublik Deutschland die Reservisten der DDR übernahm.

Gemeinsam mit dem Herausgeber dieses Buchs konnte ich sechs Jahre in Leipzig Medizin studieren. Im Zentrum von Leipzig gelang es uns, drei nebeneinander liegende Häuser zu besetzen und dort mit vielen Personen gemeinsam illegal zu wohnen, zu leben und zu studieren. Die Kulturszene der Stadt und vor allem die christlichen Studentengemeinden eröffneten uns neue Welten. Die meisten der ausländischen Studenten, die seinerzeit in die DDR kamen, haben zunächst für ein Jahr die deutsche Sprache am Herder-Institut in Leipzig erlernt, und so ergaben sich für uns gute Möglichkeiten, Ausländer aus aller Welt kennenzulernen. Dies hat meinen eigenen Horizont sehr erweitert. Meine eigenen Versuche, wenigstens im sozialistischen Ausland – also in Ländern, in die wir damals reisen durften – an einer Universität ein Praktikum zu machen, scheiterten wiederholt.

Mit einem Transitvisum über die damalige Sowjetunion nach Rumänien zu reisen, bot uns die Möglichkeit, eben auch in die Sowjetunion einzureisen. Dort sind wir jährlich meist vier Wochen illegal geblieben. So habe ich alle Teilrepubliken der ehemaligen Sowjetunion bereist und konnte ein Sechstel der Landmasse unserer Erde nahezu uneingeschränkt – oft sogar abseits von jeglichem Tourismus – erleben. Unendliche Natur, fantastische Berge in den verschiedenen Regionen, Begegnungen mit den unterschiedlichsten Menschen und das Erleben verschiedener Religionen sind mir unvergesslich. Überall begegnete uns die Erinnerung an 27 Millionen tote Sowjetbürger im Zweiten Weltkrieg, Deutschland hatte 6,3 Millionen Tote (davon 165.000 deutsche Juden, in der Sowjetunion wurden 1 Million von 3 Millionen Juden von den Nationalsozialisten ermordet), aber man begegnete uns nie mit Hass, weil wir Deutsche waren. Nachlesen kann man solche Geschichten in Büchern wie *Unerkannt durch Freundesland: Illegale Reisen durch das Sowjetreich* von Cornelia Klauß oder *Transit. Illegal durch die Weiten der Sowjetunion* von Jörg Kuhbandner und Jan Oelker.

Schon als kleiner Junge spürte ich den Wunsch, fremde Länder zu bereisen und vielleicht sogar dort zu leben. Angeregt vor allem durch Albert Schweitzer entstand mein Wunsch, so etwas selbst zu versuchen. Doch immer wieder scheiterten meine Versuche, als Arzt aus der DDR heraus im Ausland zu arbeiten. Auch private Reisen zu Familienfeiern in die damalige Bundesrepublik wurden stets abgelehnt, obwohl eindeutig familiäre Gründe vorlagen. Erst nach der Wende fand ich die »Erklärungen« dafür in meiner eigenen Stasiakte. So reifte mein Entschluss, die DDR zu verlassen, und ich stellte einen Antrag auf Ausreise. Über die Botschaft der BRD in Warschau habe ich 1989 die DDR verlassen, da ich mir die »Wende« nicht vorstellen konnte.

Um die Weihnachtszeit 1989 brach das System in Rumänien unter dem damaligen Präsidenten Nicolae Ceaușescu zusammen, und es gab viele Tote. So meldete ich mich im Dezember 1989 bei Rupert Neudeck, der 1979 die NGO Cap Anamur gegründet hatte. Ich kannte seine vielen eindrücklichen Schilderungen als Feature-Redakteur aus dem Deutschlandfunk, den ich seit meiner Studentenzeit – regelmäßig bis heute – höre. Er und die Cap Anamur hatten rund 11.000 Menschen, auch *boat people* genannt, gerettet, die auf der Flucht mit kleinen Booten auf das Meer vor der Küste Vietnams fuhren, 35.000 Menschen waren auf Schiffen der Organisation medizinisch versorgt worden. Gern wollte ich als Chirurg für Cap Anamur in Rumänien arbeiten, doch die Organisation schickte damals keine Ärzte dorthin. Im Januar 1990 traf ich Rupert persönlich in Köln im Gebäude des Deutschlandfunks. Wir reisten im März 1990 gemeinsam eine Woche in die damalige DDR, sein Interesse galt Menschen aus afrikanischen Ländern, die ich kannte, und insbesondere auch Menschen aus Nordvietnam, mit denen ich befreundet war. Menschen aus Nordvietnam kannte Neudeck damals noch nicht.

Im März 1990 begleitete ich einen Konvoi von zehn russischen LKW von Köln-Troisdorf bis nach Sibirien. Die Organisation Cap Anamur unterstützte damals streikende Bergarbeiter in Sibirien mit Sachspenden. Aufgrund meiner Erfahrungen mit Reisen durch die Sowjetunion konnte ich diese Aufgabe übernehmen. Wir fuhren täglich 12–14 Stunden, aßen und schliefen in den LKW. Arbeitszeitregelungen gab es nicht. Einen Umweg von 500 Kilometern wegen einer durch Unwetter blockierten Straße nahmen wir in Kauf und erreichten wohlbehalten unser Ziel, an dem wir von sehr dankbaren Menschen empfangen wurden.

1993 und 1994 habe ich zwei Jahre lang in einem Missionskrankenhaus in Tansania gearbeitet. Das Krankenhaus war von deutschen Missionsbenediktinern im Süden Tansanias an der Grenze zu Mosambik und Malawi gegründet worden und ist auch noch heute eines der besten des Landes. Der damalige Leiter, ein deutscher Benediktinermönch und Arzt, hatte das Ziel, das Krankenhaus nur von einheimischen Ärzten betreuen zu lassen. Ich habe seinerzeit einen sehr erfahrenen tansanischen Chirurgen ersetzt, der zur Weiterbildung nach Deutschland reiste. Ein anderer Chirurg des Krankenhauses hat mich unendlich viel gelehrt, insbesondere wie man einen Kaiserschnitt ausführt, denn das darf man als Chirurg in Deutschland nämlich nicht, das dürfen in Deutschland nur Gynäkologen. Ich hatte also diesbezüglich keinerlei Erfahrung. In einem so friedlichen Land wie Tansania ist der Kaiserschnitt der häufigste nächtliche Notfalleingriff.

1994, nach dem Völkermord der Hutus an den Tutsi in Ruanda und Burundi, habe ich im damals größten Flüchtlingslager der Welt mit 500.000 Flüchtlingen in Tansania, direkt an der Grenze zu Ruanda und Burundi, für das Rote Kreuz als Chirurg gearbeitet. Seit 1997 habe ich – inzwischen seit mehr als 25 Jahren – immer wieder für Ärzte ohne Grenzen in verschiedenen Kriegs- und Krisengebieten gearbeitet. Zunächst mehrere Male in Sri Lanka, als dort ein grausamer Bürgerkrieg zwischen Tamilen und Singhalesen herrschte. Danach war ich wegen der Bürgerkriege in Liberia und Nigeria tätig. In Pakistan war ich an der Grenze zu Afghanistan dreimal eingesetzt. Nach einem schweren Erdbeben arbeitete ich in Haiti und nach einem Tsunami in Sri Lanka. Zuletzt bin ich seit 2015 sechsmal im Südsudan gewesen, dem jüngsten und wohl auch ärmsten Land der Welt: aus all diesen Erfahrungen in vielen verschiedenen Kriegen stammen meine Überzeugungen.

Im fünften der zehn Gebote im Alten Testament heißt es: Du sollst nicht töten. Bei der Gefangennahme Jesu heißt es im Matthäus-Evangelium: »Doch einer der Begleiter Jesu zog sein Schwert, schlug auf den Diener des Hohenpriester ein und hieb ihm ein Ohr ab. Da sagte Jesus zu ihm: Steck dein Schwert in die Scheide, denn alle, die zum Schwert greifen, werden durch das Schwert umkommen.« Der Hindu Mahatma Gandhi, Anführer der indischen Unabhängigkeitsbewegung von Großbritannien, drückte es so aus: »Gewalt ist die Waffe des Schwachen, Gewaltlosigkeit die des Starken.« Im Koran, dem heiligen Buch der Moslems, heißt es in Sure 5, Vers 32: »Wenn jemand einen Menschen tötet, so ist es, als hätte er die ganze Menschheit getötet, und wenn jemand einem Menschen das Leben schenkt, so ist es, als hätte er der ganzen Menschheit das Leben geschenkt.«

In allen Kriegen, auch in den heutigen, wird uns immer wieder gesagt, dass man mit solchen Eistellungen keine Politik machen könne. Ich denke jedoch, dass der Psychoanalytiker und Theologe Eugen Drewermann recht hat, wenn er sagt, wenn es in Deutschland derzeit so wenige Pazifisten gibt, liege das auch daran, dass es fast keine Menschen mehr gibt, die Kriege selbst erleben mussten. Empfehlen möchte ich an dieser Stelle Vorträge von ihm auf YouTube, unter anderem »Was passiert, wenn Krieg ist«, »Den Frieden gewinnen, nicht den Krieg«, seine Rede zur Löwenherz-Friedenspreis-Verleihung. Ich selbst habe immer wieder Kriege erlebt, hunderte Menschen in Kriegen behandelt und die Folgen gesehen. Für mich gelten die Worte des amerikanischen Bürgerrechtlers Martin Luther King: »Gewalt bringt niemals andauernden Frieden. Sie löst keinen sozialen Konflikt: Sie schafft nur neue und kompliziertere.« »Der alte Grundsatz Auge um Auge macht schließlich alle blind.«

Abschließend möchte ich an Sie appellieren, liebe LeserInnen, Wege zum Frieden zu gehen, jeden Krieg zu verachten und zu helfen, ihn zu beenden, auch wenn wir uns zu klein, zu schwach und zu hilflos fühlen. Mit den Worten Albert Schweitzers: »Das wenige, das du tun kannst, ist viel« (1952, Friedensnobelpreis).

3.3 Frau Büchel

Frau Büchel war als Jugendliche zwischen dem 14. und 18. Lebensjahr in verschiedenen Heimen, bis sie schließlich auch in den geschlossenen Werkhof Torgau kam. Sie hat ihre Erlebnisse in ihren Werken als Fotografin verarbeitet. Sie ist Protagonistin im Dokumentarfilm (ARD-Mediathek) *Splitter im Kopf* und Titelbildgeberin sowie Protagonistin im Buch *Seelische Narben*. Der Titel ihrer neuen Ausstellung lautet *Momentum Temporis*. Es ist eine Vertiefung ihrer künstlerischen Arbeit. Sie möchte Gegengewichte schaffen und Resilienz entwickeln. Im Anhang dieses Buchs befinden sich sieben Bilder von ihr. Frau Büchel sagt selbst dazu:

In meinen Bildern vermische ich reale Elemente mit abstrakten Formen und symbolischen Motiven. Durch den Einsatz von Farben, Texturen und verschiedenen Materialien entsteht eine Welt, in der sich der Betrachter verlieren kann. Meine Werke laden dazu ein, sich mit den existenziellen Fragen des Lebens auseinanderzusetzen und die eigene Wahrnehmung zu hinterfragen. Mein künstlerischer Prozess ist geprägt von Experimentierfreude und einer ständigen Weiterentwicklung. Ich lasse mich von meiner Intuition leiten und folge den Impulsen meiner Seele. Dabei spielt auch die ästhetische Komponente eine große Rolle, denn Schönheit und Tiefe können Hand in Hand gehen.

Die Natur ist immer wieder meine Lehrmeisterin und Heilerin zugleich, wenn ich auf fotografischen Streifzügen unterwegs bin. Sie lehrt mich Demut und Respekt, zeigt mir die Wunder der Evolution und erinnert mich daran, dass wir Teil eines größeren Ganzen sind. Ihre heilende Kraft erfrischt meine Sinne, heilt meine Wunden und stärkt meine Verbundenheit mit ihr. Doch trotz ihrer unbestreitbaren Existenz steht die Natur oft bedroht da, gezeichnet von menschlichen Eingriffen und Vernachlässigung. Es liegt an uns, ihre Schönheit zu bewahren, ihre Vitalität zu schützen und ihr Gleichgewicht zu wahren – nicht nur für uns, sondern für kommende Generationen.

Es erfüllt mich mit Freude und Stolz, wenn meine Kunstwerke Menschen berühren und zum Dialog anregen. Durch meine Ausstellungen und meine künstlerische Tätigkeit möchte ich eine Brücke zwischen Vergangenheit und Gegenwart schlagen und zur Reflexion über unsere gemeinsame Zukunft anregen. Meine Werke sind Ausdruck meiner eigenen Geschichte, meiner Erfahrungen und meiner Visionen für eine bessere Welt. So auch mein Gedicht *Licht der Hoffnung*:

In den Herzen von Menschen liegt diese Dunkelheit, wo Schatten tanzen und die Seele weint, in tiefem Schlaf. Mit Worten, so scharf wie eine Klinge, verletzen sie die zarten Seelen, hinterlassen Narben, die nur langsam zu heilen wähnen.

In den Schatten der Nacht ziehen sie los, mit gierigen Augen und kaltem Blick, stehlen Träume und nehmen Leben, ohne ein einziges Herz zu erwärmen. Sie missbrauchen Macht und unterdrücken die Schwachen, hinterlassen eine Welt, die im Schmerz zu ertrinken droht, ohne jemanden zu achten.

Doch in dieser Dunkelheit liegt auch ein Funke Licht, ein Hauch von Mitgefühl, der die Seelen erleuchtet und wieder erfrischt. Trotz all der Grausamkeit, die Menschen einander antun, gibt es diejenigen, die Liebe säen und Frieden bringen, als wären sie auf einer Sonnenmission.

Möge die Welt erwachen, das Dunkel durchbrechen, die Herzen im Licht der Hoffnung neu entzünden, ohne sich zu rächen. Denn in Einheit und Verbundenheit liegt die wahre Macht, das Leid zu mildern, das Glück zu ehren, in dieser Welt, so prachtvoll und sacht.

Lasst uns die Dunkelheit vertreiben, den Tag erhellen, die Schatten durchbrechen, die Hoffnung vorwärts stellen. Denn in Gemeinschaft und Harmonie liegt die Kraft, Leid zu überwinden, das Glück zu mehren, in dieser Welt, die so viel Schönes schafft.

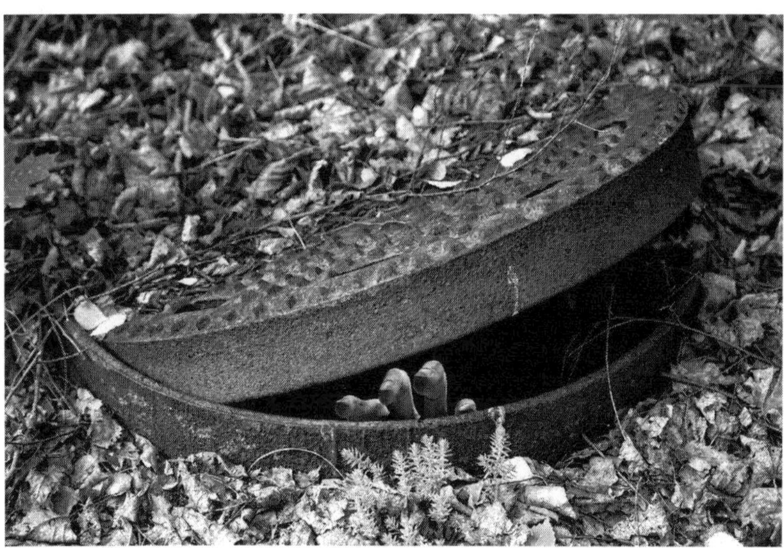

3.4 Frau O.

Die Eltern von Frau O. veranlassten, dass sie mit 17 Jahren in die Psychiatrie eingewiesen wurde als schwierige Jugendliche. Von dort konnte sie noch flüchten. Als sie kurz darauf auch aus der DDR fliehen wollte, wurde sie festgenommen und zu einer mehrjährigen Haftstrafe verurteilt. Nach drei Jahren Haft im Frauengefängnis Hoheneck wurde sie entlassen und baute sich ein neues Leben auf mit Familie und Beruf. Ungerechtigkeiten machen sie wütend. So ist der folgende Beitrag voller Zorn und großer sozialer Verantwortung. Folgende Erklärung vertraute mir Frau O. an:

> »Ich schwöre als Thälmann-Pionier, dass ich und meine Schwestern weder einzeln noch gemeinsam das Westfernsehen andrehen und sehen werden. Wir wissen, dass wir, wenn wir diesen Schwur brechen, ein Jahr lang nicht fernsehen dürfen. Wir werden uns gegenseitig kontrollieren, und es unseren Eltern melden, wenn einer von uns diesen Schwur bricht.«

Unterschrieben von den beiden Schwestern und Frau O. Anwesende Zeugen: die Eltern (ebenfalls mit Unterschrift). 28.4.1968.

Frau O. ist in der Einschätzung der aktuellen Lage voller Wut, Verzweiflung und Enttäuschung. Ihre Aussagen haben Klagecharakter, ähnlich den Klagefrauen in der Antike. Sie wirft einen sehr kritischen Blick auf die Handy-Kultur. Sie fasst ihren Text mit den Worten zusammen, dass »wir in der Liebe bleiben sollen«.

Fragen über das, was Menschen anderen Menschen antun

Seht auf die Straßen! Die Mütter schauen nicht mehr in ihre Babywagen oder auf die Kinder, die schreiend an Mutters Rock hängen. Die Eltern sind oftmals so mit ihren Handys beschäftigt, das ihre Kinder nicht da zu sein scheinen, oder störend, fast schon wie Aussätzige wirken. Warum ist das so?

Oder ein Rundblick in den Bahnen und Bussen! Alle Köpfe sind gesenkt. Total weltabwesend geht der Blick nur ins Handy, so nach dem Motto: »Bild dir eine Meinung.« Dabei vergessen einige sogar das Aussteigen. Ist das die einzige Lücke im Kopf? Besonders schlimm empfand ich es gestern in der U-Bahn, als ein etwa 10-jähriger Junge neben seinem Vater saß, ihn ständig am Arm zog und ihn wohl etwas fragen wollte. Der Vater – Handy in der einen und eine Rolle Drops in der anderen Hand, mit der er sich einen Drops nach dem anderen in den Mund schob – schüttelte die Hand des Jungen immer wieder vom Arm, ohne zu wissen, was der Junge wollte. Interessierte ihn einfach nicht! Der Junge schaute mich ganz traurig mit großen Augen an. Was wird aus ihm? Wird er seine Wut in Aggression umwandeln und bei Gelegenheit an anderen auslassen? Oder kehrt er sich nach innen und lehnt die Außenwelt total ab, mit der er keine guten Erfahrungen macht? Warum ist das so?

Und warum schaffen es viele nicht einmal an den Kassen im Supermarkt, das Handy aus der Hand zu legen? In meinen Augen eine totale, aber wohl gewollte und anerzogene Respektlosigkeit. Warum ist das so?

Warum dröhnte zu »Corona«-Zeiten durch die Kaufhallen, unterstützt von großen Zetteln an den Kassen, der Ruf: Bitte aus »hygienischen Gründen« nicht mit Bargeld zahlen. Warum war das so?

In den Medien hört und sieht man nur euphorische, über-optimistische, also Positivismus betreibende bzw. Angst treibende Nachrichten, die viele Menschen in einen Dauerpanikmodus versetzen. Warum ist das so?

Horcht mal genau hin und lest genau, was sie euch täglich vermitteln! Ist mal was wirklich Realitätsnahes dabei? In den staatstragenden Medien scheint es eine Gleichschaltung zu geben, die sich auf ganz bestimmte Gebiete wie Forschung und Entwicklung, Wissenschaft, Gesundheit Kultur, Geschichte, Ideologie und andere Gebiete konzentriert, um diese für den Menschen nicht mehr angreifbar, aber ihn hörig zu machen. Seien es Begriffsverwirrungen in Wissenschaft, Geschichte, Politik, Philosophie, Ideologie oder sei es eine neue »hochgiftige« Raupenart an der Nordsee, Angst vorm Fliegen in den Urlaub, da ja plötzlich Turbulenzen häufiger auftreten oder eine Gesundheitsgefährdung durch Viren etc. besteht. Könnte es sein, dass etwas anderes dahintersteckt und man uns das vorenthalten will? Wenn ja, warum ist das so?

Die Wetterkarte ist seit ca. drei Jahren immer tiefrot. Die relativ gleichen Werte der Wetterkarte waren noch vor zehn Jahren grün-gelb. Warum ist das so?

Warum wird plötzlich ein »Hitzenotstand« ausgerufen? Obwohl wir doch Hitzeperioden schon unser Leben lang kennen. Warum ist das so?

Alles geht stetig in eine bestimmte (Euphorie und Angst) Dramatisierung der Situationen über. Und hinzu kommt, wir sollen solidarisch sein!

Ergo wird die Person an sich als unwichtig erklärt, nur die Gruppe zählt. Wer da nicht mitmacht ... na ja, was dem erzählt wird, hat vielleicht jeder schon selbst erlebt. Und warum gibt es überhaupt »Verschwörungstheorien«? Wo es eine Verschwörungstheorie gibt, muss es doch auch Verschwörer oder einen Anlass für eine Verschwörungstheorie geben, oder? Was ist uns denn eigentlich lieber? Einer, der auf eine Verschwörung hinweist, oder ein Verschwörer? Und auch da fragt euch: Wenn meine Fragen keine »Verschwörungstheorien« sind, warum ist das so?

Es gibt noch hunderte andere Beispiele. Wenn ihr euch fragt, warum das so ist, hinterfragt auch, wer die Menschen sind, die diese Dinge veranlassen! Fragt euch: *Was ist das Ziel?* Und fragt euch, warum so viel Wahrheiten vertuscht werden! Vorausgesetzt man erkennt sie auch als solche! Fragt euch, warum bestimmte Medikamente verboten werden, und jene, die schaden, am Markt sind! Warum man euch vorgibt, wie viel Vitamine ihr braucht, obwohl doch jeder Mensch andere gesundheitliche Voraussetzungen hat. Warum will man die Naturheilkunde ausmerzen? *Wer* hat einen Nutzen davon? Na? Mal kurz nachdenken, wer profitiert. Und es geht noch munter weiter! Warum sollen wir plötzlich kein Fleisch, keine Eier, keinen Käse und keine Milch mehr konsumieren dürfen? Warum will man uns zermahlene Insekten in alle Lebensmittel mischen oder mit Produkten aus gentechnisch veränderten Pflanzen versorgen? Warum will man für uns 15-Minuten-Städte bauen? In England geht man da schon mit großen Schritten voran! Ja Leute, warum ist das so?

Warum will die WHO über unser aller Schicksal entscheiden in jedem Sektor? Wer und was ist die WHO? Wer hat sie gewählt? Wer gibt ihr das Recht, über uns zu entscheiden? Ja, richtig! Jene, die glauben, davon zu profitieren! Wer finanziert sie hauptsächlich? Und kommen wir gleich zum nächsten Punkt, die Bargeldabschaffung. Mal nachgedacht, was das für uns bedeutet und wem es nützt? Und wenn ich euch ständig frage, warum es so ist, möchte ich auch *meine* Antwort darauf geben. Es ist so, weil wir nicht alle gemeinsam aufstehen und ein ganz klares *Nein* zu allem sagen! Darum auch all die tägliche negative Einwirkung in Wort und Bild auf uns. Angst schaltet das Denken aus, und wie sagte Wieler damals so schön? Hinterfragen sie nichts. Eine Regierung, die um das Wohl ihres Volkes bedacht ist, versetzt es nicht in Panik oder versucht es auch nicht zu beunruhigen, also zum Schweigen zu bringen. Sie bringt Lösungsansätze für die Menschen, damit diese sie auch wirklich nutzen können, für sich und ihr Leben, oder? Wer das alles schon längst durchschaut hat und hinter die Kulissen blickt, kann sich besser wehren.

Und noch etwas Wichtiges! Behaltet immer Liebe im Herzen euren Mitmenschen gegenüber! Verzeiht die Fehler durch Unwissen. Verzeiht nie die Fehler, die mutwillig waren, um euch zu schaden! Schaut öfter mal zu euren hilfebedürftigen Nachbarn, schon die Frage nach ihrem Wohlbefinden erwärmt ihr Herz. Es gibt ein paar kleine Zauberworte, die man heute kaum noch hört. »Danke!«, oder: »Wie geht es dir?«, und: »Kann ich behilflich sein?« Auch einfach nur ein Lächeln, dass sofort die Kälte aus dem Herzen verdrängt.

Ich fragte einmal: Muss denn jede Generation einen Krieg erleben? Ich glaube ja, denn der Mensch lernt nicht aus Fehlern oder wird so manipuliert, dass er nicht merkt, was um ihn passiert. Wenn der Mensch sich nicht für die eigene Geschichte interessiert, wird er ein willkommenes Objekt der politischen, ideologischen Manipulation und der psychologischen Kriegsführung. Da empfehle ich mal das Buch von Gustave Le Bon: *Psychologie der Massen* – teilweise hochaktuell!

Wollt ihr, dass eine Handvoll Menschen, die macht- und geldgeil ist, die Menschheit weitere 20.000 Jahre drangsaliert? Wollt ihr wirklich, dass eure Kinder und Kindeskindeskinder in die digitale Sklaverei gehen? Dann braucht ihr nur so weiter machen wie bisher. *Noch* könnten wir alles Übel, das immer schneller wie eine Dampfwalze über uns zu rollen droht, abwenden! Wacht auf! Wehrt euch! Sagt *Nein*! Schaltet die Staatsmedien nicht ab, die euch bevormunden wollen wie kleine Kinder und euch nie die Wahrheit sagen, sondern hört genau hin und müllt sie zu mit euren Meinungen. Dann werdet ihr erfahren, warum das so ist, wie es ist. Denn nur aus erwachendem Wissen wird eine Kraft erwachsen, die wirklich etwas ändern kann. Denkt mal einen Moment nach. Warum ist das so?

Ich habe hier nicht alles aufgezählt, es wäre zu viel. Überlegt einfach mal, ob euch das alles wirklich gut tut. Eine Welt, in der jeder isoliert ist und es nicht einmal mehr merkt. Eine Welt, die gespalten ist bis in die Familien. Kalte Herzen, starre Blicke, Zombies ...Warum ist das so?

Wollt ihr das?

3.5 Herr D.

Herr D. möchte eine Statistik von den Ergebnissen der Begutachtungen. In welchen Fällen gab es Ablehnungen, in welchen Fällen Zustimmung? Er fühlte sich in den Gutachtergesprächen wiederholt nicht gesehen. Enttäuschung und Wut sind fortgesetzt zu bearbeiten. Im Folgenden nun ein weiterer Erlebnisbericht des Patienten.

Bemühungen um Informationsdefizite

In der ehemaligen DDR war ja nicht alles schlecht. So zum Beispiel die geografische Lage des Wohnorts für bestimmte Interessen. Unsere Sippe lebte seit Generationen im thüringisch-hessischen und bayerischen Grenzgebiet. Mittelgebirge – Landwirtschaft und Kleingewerbe. Trotz aller Hindernisse und Beschwerlichkeiten in der sogenannten 5-km-Sperrzone – überraschender Besuch der Verwandtschaft war unmöglich wegen wochenlanger Wartezeit auf den nötigen Passierschein – war das Einkommen gut. So hatten wir schon Ende der 1950er ein Fernsehgerät. Es war eine Riesenkiste mit ordentlich Gewicht und einem Bildschirm von einem Sechstel der Vorderfront. Natürlich schwarz-weiß. Ganz besonders aufwendig waren die Installation und die präzise Ausrichtung der notwendigen Antenne. Eine auf dem Haus, sichtbar von der Straße, und eine, wohl die Bedeutendere, unterm Dach, im Gebälk des Dachstuhls. Entsprechend lang war die nötige Zuleitung bis zum »Heiligtum« im Wohnzimmer. Allein die millimetergenaue Position der Antennenausrichtung war personalaufwendig. Einer im Gebälk an der Antenne, der zweite auf dem Treppenabsatz und der dritte als Fernsehbildqualitätsbeauftragter. Die sperrige Alukonstruktion wurde langsam gedreht, der Fernsehbildbeobachter rief bei Verbesserung »Halt«, die Zwischenstation auf der Treppe gab die Ansage lautstark weiter und der akrobatische Antennendreher im Gebälk war hoffentlich langsam genug – sonst war das Bild wieder weg. Eine mühsame Sache, aber das Programm »der anderen Seite« war verlockend, die Information dominant meinungsbildend.

Es muss etwa im Herbst 1961 – jedenfalls nach dem Mauerbau in Berlin – gewesen sein, als sich zwei Männer der PGH-Elektrik einfanden und unser »Fernsehheiligtum« zu sehen forderten. Ein Disput begann. Die Monteure beriefen sich auf ihren offiziellen Auftrag, den »Westkanal« in unserem Gerät auszubauen. Der Widerstand der Eltern war vermutlich nicht allzu groß. Sie hatten noch die Aktion »Ungeziefer« und Aktion »Blümchen« vor Augen und in panischer Angsterinnerung. Das »Westempfangsteil« wurde also ausgebaut.

Vater stand dicht dabei und beobachtete jeden Handgriff genau. Als es nach dem wieder zugeschraubten Fernseher darum ging, den ausgebauten Kanalwähler auch noch zu konfiszieren und einzupacken, stand die Handgreiflichkeit im Raum. Einverständnis fand die Variante: Der Kanalwähler kommt in einen verschlossenen und gestempelten Umschlag und bleibt im Haus. Die Monteure zogen ab, die Angst und die Unsicherheit blieben.

Nach Tagen der Beruhigung haben wir den Umschlag über Wasserdampf geöffnet und das Empfangsteil »Hessisches Fernsehen« mühsam eingebaut und bei zugezogenen Gardinen ferngesehen. Da die Eltern mit Kontrollen rechneten, war der tägliche Ausbau unumgänglich. Ebenso die tägliche Mahnung an mich, nichts und niemandem über unsere Fernsehgewohnheiten zu berichten. Diese Lebensumstände, der ideologische Druck, die psychische Anspannung – gerade bei den ostdeutschen Grenzbewohnern –, die permanente Hilflosigkeit gegenüber der Rigorosität der Behörden, haben diese Bevölkerung für ihr Leben geprägt – bis heute. Dass der Mangel an glaubhafter Information, gefiltert von parteipolitischen Pamphleten und selig machenden Heilsversprechungen Menschen auf Ideen zur Abhilfe bringt, ist realistische Meinungsbildung und unter Umständen Teil der Lebensplanung.

PS.: Einer der Monteure war der Sohn des damaligen Ortspfarrers. Der wiederum dem »Roten Moritz« in Erfurt sehr nahe gestanden haben soll.

3.6 Herr G.

Herr G. wurde unverschuldet bei einem Verkehrsunfall schwer verletzt. Ein zweites Mal nach seiner mehrjährigen politischen Haft musste er alle Überlebenskräfte aufbringen. Wieder wurde er zum Stehaufmännchen. Meine Gegenübertragung: Hut ab!

Durch einen schweren, unverschuldeten Autounfall am 9. November 2022 wurde Herr G. zum Intensivpatienten. Nach knapp einem Jahr bestehen diesbezüglich erhebliche Unfallfolgeschäden. Das neue Unfalltrauma wird durch die alte politische Traumatisierung erheblich verstärkt.

Die aktuelle Situation sieht er kritisch: Wenn alle nur an sich denken, sind wir in Gefahr.

3.7 Herr S.

Herr S. wurde wegen den Paragrafen 99, 105 und 213 zu neun Jahren Haft verurteilt.

- Paragraph 99 Geheimdienstliche Agententätigkeit
- Paragraph 105 Staatsfeindlicher Menschenhandel
- Paragraph 213 Ungesetzlicher Grenzübertritt

Stundenprotokoll

Herr S.: Neulich bin ich mal wieder U-Bahn gefahren. Da sah ich, besser gesagt da roch ich so viele ungepflegte Leute. Das war teilweise ekelhaft.

Th.: Erinnert Sie das an etwas?

Herr S.: Ich überlege, vielleicht an die Gefängniszeit. Da gab es ungepflegte Mithäftlinge und auch Wärter.

Th.: Sie sprechen von Ekel?

Herr S.: Ja, darüber fällt es mir schwer zu sprechen. Ekel musste man täglich aushalten. Mit zwölf Männern auf einem Zimmer musste ich mich arrangieren. Für die Morgentoilette waren zu wenig Waschbecken und Toiletten da. Überall roch es nach Schweiß. Später bei der Arbeit auch. Den ganzen Tag und in der Nacht. Geduscht und Wäsche getauscht wurde einmal pro Woche.

Th.: Wie haben Sie das ausgehalten?

Herr S.: Manchmal war das schwer. Ich erlebte auch gepflegte Mithäftlinge und wollte auch so einer sein.

Th.: Wie haben Sie das geschafft?

Herr S.: Auf meinen Wunsch hin schickte mir meine Mutter in den Paketen immer Kosmetika mit. Das waren vor allen Dingen verschiedene Seifen.

Th.: In welchem Abstand haben Sie Pakete bekommen?

Herr S.: Wir durften im Vierteljahr ein Paket empfangen mit jeweils 5 kg Gewicht. Die Mutter konnte mich viermal im Jahr besuchen. Zur Pflege gehörten auch Nahrungsmittel, dazu Kuchen, Schokolade, Zigaretten und später Tee und Kaffee. Letztere Produkte dienten als Tauschmittel, um wieder andere Sachen zu bekommen. Zwei Tafeln Schokolade und zwei Schachteln Zigaretten durften maximal in einem Paket sein.

Th.: Das Leben im Gefängnis verlangte, wie Sie es schildern, tägliche Überlebensstrategien?

Herr S.: Ich wollte immer in den Spiegel sehen können.

Th.: Ist das gelungen?

Herr S.: Meistens. Einmal kontrollierte der Stationsleiter einen im Paket geschickten Kuchen und zerbrach ihn in viele Stücke. Darüber wurde ich traurig und wütend, sagte aber nichts. Rasierklingen bekam ich nicht ausgehändigt, ein Metallbesteck ebenfalls nicht. Das habe ich mir dann anderweitig besorgt. Da halfen Verbindungen. Manchmal war ich am Boden, aber auf meine Mutter war immer Verlass. Sie kam zu Besuch und schickte regelmäßig Pakete. Ich wollte sie nicht enttäuschen und mich nicht gehen lassen. Die Besuche gaben mir Auftrieb. In der ersten Zeit hatten wir Trennwände. Nach 1976 und der Unterzeichnung der KSZE-Akte vollzogen sich Besserungen in den Zellen und beim Besuch. Nun konnten wir frei am Tisch sitzen und ca. 30 Minuten sprechen.

Noch davor, also vor meiner Verurteilung, erhielt ich vom Vernehmer die Nachricht, dass ich verlegt werde. Beiläufig fiel der Satz, dass morgen mein Scheidungstermin sei. Darüber war ich völlig verblüfft. Am nächsten Tag im Gericht begegnete ich meiner Frau und dem Gerichtspersonal. Dann ging alles sehr schnell. Ich sagte: »Bitte lasse dich nicht scheiden, wir können zusammen in den Westen gehen.« Die Richterin fragte die Ehefrau: »Wollen Sie denn in den Westen gehen?« Die Ehefrau antwortete: »Nein, ich habe meine Familie hier.« Das wiederholte sich dreimal. Dann gab die Richterin die Scheidung bekannt. Ich hatte keine Möglichkeit, mir einen Anwalt zu nehmen und musste das Urteil hinnehmen.

Th.: Was wäre gewesen, wenn Sie das Urteil nicht angenommen hätten?

Herr S.: Das weiß ich bis heute nicht. Mir fehlte der Rechtsbeistand. Ich fühlte mich hilflos und ausgeliefert. Ich kann mich auch nicht erinnern, ob ich etwas unterschreiben musste. Erst bei meiner Entlassung viereinhalb Jahre später erhielt ich das schriftliche Scheidungsurteil.

Ich wurde in ein neues Gefängnis gebracht und war sehr traurig. War das alles umsonst? Schade, aus, vorbei? Ich wollte doch nur mit meiner Frau in den Westen. Irgendwie fühlte ich mich allein und im Stich gelassen. Viele Gefühle konnte ich im Gefängnis aber nicht zulassen und schaltete auf eine Ausreise ohne meine Frau um.

Th.: Könnten Sie sich unter diesen Umständen mit ihrer Exfrau versöhnen?

Herr S.: Dieser Gedanke ist mir unheimlich. Das würde gar nicht infrage kommen. Da ist die Wut zu groß. Außerdem bin ich immer noch enttäuscht, mittlerweile zunehmend gleichgültiger. Mit unserem gemeinsamen Sohn habe ich guten Kontakt. Wer mich einmal so verletzt hat, der oder dem kann ich nicht mehr gegenübertreten. Bei einem früheren Haftkameraden ging es mir sehr viel später ebenso. Der hat mich so schlecht behandelt, dass es kein Zurück gibt. Da ist eine Grenze überschritten worden.

Nach meiner Verurteilung musste ich vier Jahre Zwangsarbeit verrichten. Wenn ich mich geweigert hätte, wäre ich sogenannter »Nichtarbeiter« und 23 Stunden mit sechs bis acht Häftlingen tagtäglich eingesperrt gewesen. Da hatte ich Angst, verrückt zu werden, und ging lieber arbeiten. Die Zwangsarbeit war eine sehr schmutzige Tätigkeit mit Drehmaschen. Das Drehen kannte ich als Dreher, aber der Dreck war unglaublich, weil er als Flugrost in alle Ritzen drang. Nicht immer konnte man duschen und oftmals nur kalt. Ich hatte anfangs keine Badelatschen und musste barfuss im Dreck, im Schmutzwasser stehen. Das war sehr unangenehm. Ekel und seelischer Schmerz.

Th.: Wie geht es Ihnen, wenn Sie das jetzt erzählen?

Herr S.: Durch unsere Gespräche habe ich heute mehr Abstand dazu. Früher musste ich heulen, wenn es zu diesem Thema kam. Mit meiner zweiten Ehefrau kann ich das nicht alles besprechen. Sie war einmal mit in Hohenschönhausen und sagte danach: Nie wieder! Das Thema ist so vielfältig und so speziell, dass ich diesen Ort hier brauche. Oft komme ich etwas beladen hier an. Wenn ich aber hier weggehe, dann ist eine Last von mir abgefallen. Jedenfalls ist das meistens so.

Th.: Wann ist es nicht so?

Herr S.: Vielleicht, wenn Sie mich nach einer möglichen Versöhnung mit meiner Exfrau fragen.

Th.: Danke für heute, die Zeit ist um, bis zum nächsten Termin.

Herr S.: Ja, auf Wiedersehen bis dahin.

In der nächsten Stunde merkte Herr S. am Ende an, dass auch seine Ängste, den Briefkasten zu öffnen, deutlich weniger bis weg sind. Herr S. sagte an anderer Stelle, dass er immer in den Spiegel schauen wollte und nicht andere schikanieren möchte. Ein Häftling im Buch *Gelöste Stimmen* (2023, S. 37) von Stephan Krawczyk kommt zu dem Schluss, nachdem ein Mithäftling nachhaltig schikaniert wurde: »Wer so was macht, ist ein Schwein. Im Gefängnis braucht man Grundsätze.«

Capozzi und Craparo (2024, S. 5) würdigen die Bedeutung von Pierre Janet, der mit seiner Theorie der Desintegration, also die Störung der Integrationsfähigkeit, bei einer psychischen Traumatisierung wesentlich zum Verständnis beigetragen hat. Es kommt zu einer mentalen Fragmentierung auf mehreren Ebenen mit Defizit des Bewusstseinsfeldes und Beeinträchtigung der Einheit der Persönlichkeit und zu einem strukturellen Versagen, verursacht durch überwältigende Emotionen auf der Grundlage traumatischer Erfahrungen. Diese Prozesse sind auch bei Herrn S. zu beobachten. Durch die Therapie hat er weniger Ängste und kaum noch Albträume. Der lange Behandlungsprozess ermöglicht offenbar eine Reintegration unter Zunahme der Integrations- und Mentalisierungsfähigkeit.

3.8 Herr L.

Herr L. weiß die Demokratie zu schätzen und sieht auch, dass die Wunden einer Diktatur nur unter demokratischen Verhältnissen gelindert oder gar geheilt werden können. Kulturreisen und historisch-philosophische Forschung zählen zu seinen Ressourcen.

Gedanken zu: Was Menschen Menschen antun

In vielen hierarchisierten Tiergruppen ist zu beobachten, dass stärkere bzw. ranghöhere Tiere den schwächeren bzw. tiefer stehenden gelegentlich Leckerbissen rauben. Dabei riskieren die Räuber in der Regel nicht ihre körperliche Unversehrtheit und der Beraubte zieht sich geschlagen zurück. Anders steht es schon, wenn das begehrte Objekt Sexualpartnerinnen sind. Dann werden in Kämpfen zwischen Konkurrenten sogar schwere eigene Verletzungen in Kauf genommen und nicht selten enden sie mit dem Tod eines Beteiligten. Dabei ist aber noch kein Tötungsvorsatz im Spiel. Dieser kommt erst hinzu, wenn sich z. B. in Affenhorden Gruppen bilden, die ein Mitglied wegen etwas bestrafen wollen, oder wenn Dominanzkämpfe ausgetragen werden. Die Tötung eines Lebewesens der gleichen Art ist für einen einzelnen Angreifer mit zu großem Risiko verbunden, selbst schwere Wunden davonzutragen oder von dem attackierten Tier getötet zu werden. Deshalb wird sie erst dann versucht bzw. regelmäßig praktiziert, wenn feste Verabredungen bzw. Koordinierungen mit anderen in Bezug auf den Tötungsvorsatz möglich sind. Arbeitsbienen z. B. töten die Drohnen, nachdem die Königin begattet ist.

Was die Fähigkeit zu solchen mörderischen Gruppenbildungen anbelangt, steht eben der Mensch dank seiner detaillierten Kommunikationsfertigkeiten, seiner Reaktionsschnelligkeit und seiner intuitiven gruppeninternen Verständigungspotenzen an der Spitze der Räuber und Mörder. Man braucht keine besondere bösartige Anlage im Menschen anzunehmen – er kann rauben und töten, weil er in der Gruppe anderen überlegen sein kann. Und wenn diese Gruppe nicht durch eine Instanz, die selbst ein hohes Gewaltpotenzial hat, kontrolliert wird, tut sie es ebenfalls. Dank der benannten Fähigkeiten können die Menschen aber auch organisierte, schützende Gruppen bilden. Wenn eine raubende Gruppe auf eine schützende trifft, gibt es Krieg. Aber Krieg bedeutet nun ein Hochrisiko für die Angreifer, wie es im Tierreich gar nicht eingegangen wird. Viele Angreifer sterben durch den Widerstand der sich verteidigenden Menschen. Seltsamerweise bilden sich dennoch dauernd neue kriegerische Räuber- und Mördergruppen. Ist deren Teilnehmern das eigene Leben so wenig wert, dass sie es für die Möglichkeit riskieren, einen Gewinn an geraubten Gütern zu erzielen und die Arbeitskraft unterworfener Menschen nach Belieben nutzen zu können?

Offenbar ist das so. Der französische Philosoph Blaise Pascal hat sich ebenfalls Gedanken darüber gemacht, welche Motive Menschen dazu bringen, ihr eigenes Leben aufs Spiel zu setzen. Mit Sinn für das Absurde dabei schrieb er, der Ruhm bereite so großen Genuss, »dass man ihn liebt, mit welcher Sache man ihn auch immer verbindet, und sei es selbst mit dem Tod«. Ruhm erlangt man durch die besondere Wertschätzung anderer Menschen. Das heißt in diesem Falle, man genießt diesen, wenn man schon tot ist. Aber doch wiederum nur, wenn die Gruppe, in der man gekämpft hat, siegreich ist. Wenn sie verliert, bleibt man als Versager im Gedächtnis der Überlebenden. Die handfeste Form des Ruhms eines im Kampf gefallenen Gewinners ist die Beute, die in den Besitz seiner Familie gelangt. Der besonders perfide Betrug eines Kriegsherrn besteht darin, dieser Familie einen Gewinn in Aussicht zu stellen, der von Sieg oder Niederlage unabhängig zu sein scheint: Das Fördersystem für Kontraktsoldaten in Russland, die an die Front in der Ukraine geschickt werden, führt der Bevölkerung auch vor Augen, dass das Risiko, im Krieg getötet oder verkrüppelt zu werden, durch materielle Vorteile und die Möglichkeit eines sozialen Aufstiegs aufgewogen wird.

Die Menschheitsgeschichte zeigt aber auch, dass sich neue Vorteile, Erleichterungen aller Art, Wohlstandszuwachs und eine Steigerung der Lebensfreude und -sicherheit gerade dann eingestellt haben, wenn Menschengruppen Waren- und Wissensaustausch und kulturelles Interesse füreinander pflegten, ohne sich vorher gegenseitig zu dezimieren. Die Archäologie hat entdeckt, dass es in Europa einen Zeitraum von 30.000 bis 40.000 Jahren gab, in dem sich keine Spuren von Kriegswerkzeugen und bewaffneten Kämpfen fanden, aber gleichwohl Materialien und Kulturgüter in großer Zahl, die über weite Entfernungen ausgetauscht wurden. Vorher gab es Waffenfunde und nachher wieder. Auch innerhalb historischer Großreiche wurde immer wieder über große Zeiträume, manchmal Jahrhunderte, die friedliche Kooperation zur Erleichterung des Lebens genutzt. Sogar dem viel geschmähten »amerikanischen Imperialismus« attestieren Historiker und Politikwissenschaftler, dass er begriffen habe, durch wirtschaftliche Expansion und Interaktivität mehr zu erreichen, als durch kriegerische Interventionen und Eroberungen (d. h. nicht, dass sich die Politiker der USA ausnahmslos daran halten). Diesem Erfolgsrezept hatte sich offenbar auch China in den letzten Jahrzehnten angeschlossen und sich entsprechend kooperativ verhalten. Ausgerechnet jetzt, wo sich die dortige Wirtschaft aufgrund einer falschen Corona-Politik in einer schweren Krise befindet, wird dieser Kurs teilweise verlassen.

Also zurück zur Frage, was Menschen dazu bewegen kann, ihr eigenes Leben aufs Spiel zu setzen, um einen Herrschaftsvorteil zu gewinnen. Die Frage, was Menschen Menschen antun, wird zur Frage, was sich Menschen selbst antun, wenn sie anderen etwas antun. Es ist gewiss und gut zu sehen, dass jemand, der anderen Menschen Gutes tut und ihnen Freude beschert, dadurch mehr Selbstwürde und Lebensfreudigkeit bekommt. Bei Angreifern, Räubern und Mördern wird die Selbstverminderung von Würde und Freudigkeit durch ihre Taten aber häufig nicht wahrgenommen, besonders dann nicht, wenn sie einen Herrschaftserfolg haben. Dann scheint es so zu sein – und die Betreffenden geben sich alle Mühe, so zu erscheinen –, dass sie Lust an ihrem Tun und vor allem ein beglückendes Triumphgefühl im Falle ihres Sieges hätten. Erfolgreiche Verbrechen scheinen sich zu lohnen, und solange keine definitive Niederlage des Angreifers herbeigeführt werden kann, scheint er in seinem Element zu sein.

Aber das ist Blendwerk. Kluge Eroberer haben nicht das Erobern, Ausrauben und Unterwerfen um seiner selbst willen betrieben, sondern das besiegte Volk und seine kulturelle Eigenart in das eigene Staatswesen integriert. So haben sie nicht durch Knechtung und Versklavung sogleich den Keim zum inneren Auseinanderfallen des Staates gelegt. Ihre Anführer bekamen für diese Zurücknahme des Raubimpulses zugunsten einer Win-win-Situation für alle den Beinamen »der Große« oder »die Große«. Unkluge Großverbrecher wie Hitler, Stalin und jetzt Putin mitsamt ihren Spießgesellen haben aber lediglich ein kurztragendes Raubkonzept und lebten und leben nur in Angst. Von Hitler und Stalin weiß man das seit Langem, und nun kam die Nachricht, dass Putin ständig um seine Leben fürchtet und nicht einmal den eigenen Sicherheitsleuten traut. Seine Leibwächter wissen häufig nichts über seinen genauen Aufenthaltsort. Er lebt inzwischen völlig abgeschnitten von der Gesellschaft, das heißt ohne Freunde und emotionalen Beistand. Ich bin sicher, dass er selbst nicht mehr an den Sieg über die Ukraine glaubt, denn sonst würde er hervortreten und seine Soldaten weiterhin motivieren (»große« Feldherren haben das immer getan).

Wenn die Mehrzahl der an die Front verfrachteten Soldaten und Offiziere aber trotz dauernder Nachrichten über das Vorrücken der Ukrainer noch nicht revoltieren, sich massenweise ergeben oder fliehen, was bringt sie dazu, sich zu opfern oder opfern zu lassen? Sie werden in dem Glauben gehalten, dass Russland das angegriffene und bedrohte Land ist. Hier haben wir die einfache Motivation, das eigene Leben im Kampf zu riskieren, bei den sich verteidigenden Menschen. In diesem Falle unterliegen sie einer Täuschung, aber indem diese nicht aufgelöst wird, wirkt der Angriffsbefehl wie ein Gruppenzwang, dem sich die Einzelnen kaum entziehen können. Was aber ist mit dem Teil der russischen Truppen, der Putins Raubziele teilt, namentlich der russischen Offiziersschaft? Wieso bleibt sie bei der Fahne, obwohl es den Ukrainern ständig gelingt, gerade auch mittlere und höhere Offiziere bis hin zu den Generälen gezielt zu liquidieren? Auch hier kann es sich nur um einen Gruppenzwang handeln.

Sofern man in der Gesellschaft, in der man lebt, gut behandelt wird, Rechtssicherheit und Menschenrechte genießt, ist es eine Gruppennotwendigkeit, im Verteidigungsfall für sie zu kämpfen, auch wenn man dabei sterben kann. Wird man aber in ihr nicht gut behandelt und geknechtet, kommt es zum Gruppenzwang, für Raubziele der dominanten Gruppen zu kämpfen. Um die Bildung räuberischer Gruppen zu verhindern, muss es eine stabile Demokratie mit gewaltenteiliger Verfassung und ein allgemeines Bewusstsein davon geben, dass mit bloßem Raub viel mehr verloren als gewonnen wird. Aber auch die stetige Aufklärung darüber, was Menschen beim Rauben und Morden sich selbst antun, was sie sich selbst wegnehmen, kann helfen, eine Hemmung in entsprechende Gelüste einzupflanzen.

Was kann die Liebe bei diesen Angelegenheiten ausrichten? Von den vielen Arten der Liebe wähle ich die Liebe zur Vernunft aus. Das ist die Liebe des Einzelnen, die über seine Beziehungen zu bestimmten Menschen und bestimmte Lebensbündnisse hinausgeht und auf alle Menschen gerichtet ist, indem die Vernunft prüft, welches Verhalten sowohl für einen selbst wie für alle anderen sinnvoll, vorteilhaft und nachhaltig ist. Diese Liebe wird gar nicht als Emotion empfunden, und sofern jemand mit Emphase und schwellendem Gefühl von seiner Liebe zur Menschheit oder zu seiner Nation redet, sollte man vorsichtig werden und ihn fragen, was er dafür zu tun gedenkt. Wenn dann seine Antwort ergibt, dass sein Tun gar nicht vernünftig ist oder sein würde, dann liebt er nicht die Vernunft, sondern eine Projektion seiner selbst. Ein Beispiel dafür, was Liebe zur Vernunft bedeutet, gab der griechische Philosoph Heraklit. Themistokles berichtet:

> »Die Ephesier waren an Wohlleben und Vergnügen gewöhnt, als aber gegen sie Krieg sich erhob, versetzte eine Umschließung der Perser ihre Stadt in Belagerung. Sie aber vergnügten sich auch so nach ihrer Gewohnheit. Es fingen aber die Lebensmittel an in der Stadt zu mangeln. Als der Hunger stark auf ihnen lastete, versammelten sich die Städter, um zu beraten was zu tun sei, dass der Lebensunterhalt nicht fehle; aber zu raten, dass sie ihr Wohlleben einschränken müssten, wagte keiner.
>
> Als sie darüber alle versammelt waren, nahm ein Mann namens H(eraklit) Gerstengrütze, mischte sie mit Wasser und aß sie unter ihnen sitzend, und dies war eine stillschweigende Lehre dem ganzen Volk. Es sagt die Geschichte, dass die Ephesier sofort ihre Zurechtweisung merkten und keiner anderen Zurechtweisung bedurften, sondern fortgingen, indem sie tatsächlich gesehen hatten, dass sie etwas am Wohlleben mindern müssten, damit die Speise nicht abnehme. Als aber ihre Feinde hörten, dass sie gelernt hätten, ordnungsmäßig zu leben, und die Mahlzeit nach Herakleitos' Rate hielten, brachen sie von der Stadt auf, und während sie Sieger waren durch die Waffen, räumten sie das Feld vor der Grütze des Herakleitos.«

Die Perser konnten Ephesus nur belagern, waren aber militärisch zu schwach, die Stadt zu erobern. Ihre Belagerung mussten sie abbrechen, weil sie erkannten, dass die Ephesier mit ihrer sparsamen Lebensweise lange durchhalten konnten. Hielten sie aber an ihrem Wohlleben fest, würden sie schwach und erpressbar sein. Von solcher Vernunft könnten die allesamt gutsituierten Menschen in den wirtschaftlich starken Demokratien sehr profitieren, wenn es um die Abwehr der Bedrohungen durch expansionsgierige Diktatoren und der Gefährdung durch eine sich zu stark erwärmende Atmosphäre geht.

3.9 Herr M.

Herr M. gestaltet seinen Garten. Im Grün findet er Trost. In der kalten Jahreszeit fallen ihm die gestiegenen Strom- und Gaspreise existenziell auf die Füße. Er kämpft ums Überleben. Im Sommer kann er sich von seinem Garten ernähren. Die Kriegsherde in der Ukraine und im Nahen Osten überfordern ihn mit anhaltenden Ängsten. Das Gefühl, wie damals im Stasikeller völlig machtlos und ausgeliefert zu sein, reaktiviert sich bei seinem Blick auf die heutige Weltlage. An Schlaf ist oft nicht zu denken, da unter dieser Stresssituation auch der Tinnitus besonders anschwillt. In der lichtarmen Winterzeit ohne Gartenarbeit, in der es keine Ablenkung von all diesen Dingen gibt, kommt es zu depressiven Phasen, in denen er sich wie Baron Münchhausen, der sich am eigenen Schopf aus dem Sumpf zog, zwingen muss, spazieren zu gehen, frische Luft zu atmen und Lebenslust zu tanken. Die therapeutischen Gespräche bleiben wichtig.

3.10 Herr M2

Herr M2 war aus politischen Gründen zunächst in Hohenschönhausen inhaftiert und kam danach in das Militärgefängnis Schwedt. Es ist eine besonders verwinkelte Geschichte. Nach zehn Monaten politischer Haft musste er diese Zeit bis 1970 bei der Armee nachdienen. 1988 stellte er einen Ausreiseantrag und reiste noch vor dem Mauerfall aus. In der unsicheren gegenwärtigen Situation findet er Abfederung im sozialen Netz.

13. August 1961

Es war ein warmer Sommermorgen und Sonntag. Ich schlief bei offenem Fenster. Etwa um 5, 5:30 Uhr hörte ich das Knattern eines Mopeds, das vor unserem Haus hielt. Ich stand auf und ging zum offenen Fenster. Vorm Haus sah ich den ABV unseres Orts Fredersdorf. Es klingelte, mein Stiefvater (stellv. Bürgermeister von Fredersdorf) öffnete das Fenster und fragte, was los sei. Der ABV sagte: Berlin ist dicht. Ich hörte die Worte und mir war sofort klar, was das bedeutete. Für mich eine schlechte Nachricht. Das letzte Schlupfloch war geschlossen. Die SED-Machthaber hatten es wahr gemacht. Willkommen in der Unfreiheit.

Die Umstände meiner Verhaftung

Ich hatte 1967 den Entschluss gefasst, die DDR zu verlassen. Mit einem Bekannten fuhr ich im Sommer 1967 nach Ungarn. Wir wollten von dort aus über die Grenze nach Österreich oder Jugoslawien und weiter in die Bundesrepublik. In Budapest angekommen begaben wir uns zunächst in die Botschaft Frankreichs, die zu dieser Zeit die Interessen der Bundesrepublik in Ungarn vertrat. In der Botschaft nannte man uns die Anschrift der Interessenvertretung der Bundesrepublik. Dort erfuhren wir, dass man uns nicht helfen konnte oder wollte. Eine Angestellte der Interessenvertretung sagte, wir sollten in die DDR zurückfahren. Auch von einem illegalen Übertreten der Grenze nach Österreich oder Jugoslawien wurde uns abgeraten. Wir versuchten danach, nach Jugoslawien zu gelangen, entgingen nur knapp einer Verhaftung durch die ungarische Grenzpolizei. Somit gaben wir das Vorhaben auf und fuhren getrennt in die DDR zurück. Im November 1968 wurde ich zu den Grenztruppen eingezogen. Bald nach der Einberufung wurden alle Soldaten über ihre Meinung zum Einsatz von Schusswaffen an der Grenze befragt. Ich wagte zu sagen, die Waffe nur zu benutzen, wenn ich angegriffen werde. Dadurch wurde ich nach der Ausbildungszeit (sechs Monate) in Johanngeorgenstadt eingesetzt, also nicht an der Zonengrenze.

Ich kam somit als Soldat an die Offiziersschule der Grenztruppen nach Plauen. In der Offiziersschule gehörte ich der Kompanie zur Sicherstellung der Ausbildung der Offiziersschüler an. Das bedeutete Wachdienst und ähnliche Dienste. Dort wurde ich am 22. September 1968 verhaftet und von Stasi-Leuten ins Gefängnis nach Berlin-Lichtenberg (Magdalenenstraße) gebracht. Dort wurden mir Aussagen meines Bekannten, mit dem ich seit der Ungarnreise keinen Kontakt mehr hatte, vorgelegt. Er hatte über unsere Ungarnreise ausgesagt. Ich weiß bis heute nicht, wie es zu dieser Aussage gekommen ist, da ich ihn nicht mehr gesehen habe. Die Stasi-Leute machten mir meine Vergehen klar. Danach wurde ich ins Stasi-Gefängnis Berlin-Hohenschönhausen gebracht. Während der dortigen Untersuchungshaft versuchte man, mir noch andere Delikte zu unterstellen (u. a. Spionage). Diese Anschuldigungen erwiesen sich aber als haltlos. Am 19. Februar 1970 wurde ich vom Militärgericht Berlin-Lichtenberg wegen versuchten illegalen Grenzübertritts und Verunglimpfung der DDR im Ausland zu zehn Monaten Haft verurteilt. Die U-Haft wurde angerechnet. Den Rest der Strafe musste ich im Armeevollzugslager Schwedt verbringen. Nach vollständiger Verbüßung der Haftstrafe wurde ich am 22. Juli 1970 entlassen. Ich wurde sofort wieder an die Offiziersschule Plauen zurückgebracht und musste die zehn Monate nachdienen.

Straflager Schwedt/Oder

Die Zuführung vom Stasigefängnis Hohenschönhausen ins Straflager Schwedt erfolgte in einem Barkas-Transporter. Die Unterbringung dort erfolgte in Baracken. In einer Zelle waren ca. zehn Gefangene untergebracht. Es waren etwa 80–90% der Häftlinge wegen krimineller Vergehen inhaftiert (Gewaltdelikte, Vergewaltigung, Verkehrsdelikte, Fahnenflucht usw.). Der Rest waren die Politischen, was auch mich betraf. In einem nahegelegenen Betonwerk musste Schichtarbeit verrichtet werden. Nach der Arbeit mussten noch militärische Übungen durchgeführt werden. Mit Stahlhelm und kompletter Ausrüstung über die Sturmbahn oder Marschübungen bei glühender Sonne.

Eines Tages wurde ich zum Anstaltsleiter bestellt. Er legte mir ein Papier vor, es handelte sich um ein Gnadengesuch. Dieses sollte ich unterschreiben. Ich weigerte mich, da es einem Schuldeingeständnis gleichkam. Er war damit sehr unzufrieden. Ich wurde noch mehrmals zum Leiter gerufen, aber ich änderte mein Verhalten nicht.

Der Tag der Entlassung näherte sich. Für mich war es aber kein richtiger Tag der Entlassung. Ich wurde von einem Offizier der Offiziersschule Plauen abgeholt. Dort musste ich die zehn Monate Haftzeit nachdienen.

Episode Stasigefängnis

Etwa eine Woche vor Weihnachten 1969. Der Schließer schloss meine Zelle auf und gab mir zu verstehen, ich solle meine Sachen aufnehmen und die Zelle verlassen. Ich wurde in eine andere Zelle verbracht. Zu meinem Erstaunen befand sich dort ein Häftling mit nicht-europäischem Aussehen. Wie sich alsbald herausstellte, war es ein Araber aus dem Irak. Ich nahm sofort an, dass es ein weiterer Versuch war, aus mir irgendwas herauszubekommen. Dazu muss ich sagen, dass ich während der Haftzeit Briefe aus Rumänien bekam, die auf Englisch waren. Mein Vernehmer fragte mich, ob sie übersetzt werden sollten. Ich sagte, ich beherrsche die englische Sprache ziemlich gut. Es war vielleicht der Grund, mich mit dem Araber in eine Zelle zu sperren. Der Araber sprach auch einigermaßen Englisch. So konnten wir uns unterhalten.

Über die Ausstattung der Zelle war ich einigermaßen überrascht. Als Betten waren solche vorhanden, die ich aus der Offiziersschule kannte (für Offiziersschüler). Der Araber, Hassan, sagte mir, er könne den ganzen Tag auf dem Bett liegen, was als DDR-Häftling vorher verboten war. Somit wurden Ausländer im Stasi-Gefängnis gesondert behandelt. Selbst bei der Essensausgabe wurde die Zellentür aufgeschlossen und das Essen auf einem Tablett gebracht. Es war auch besseres Essen.

Hassan sagte mir, er sei Mitglied der Kommunistischen Partei des Irak. Er musste aus dem Irak fliehen und fand Aufnahme in Prag. Er lebte dort mit einem iranischen Pass. Er wollte mit diesem falschen Pass von Prag nach Westberlin fahren. Die Behörden der DDR stellten fest, dass etwas mit dem Pass nicht stimme. So wurde Hassan am Grenzübergang Friedrichstraße verhaftet und kam in Stasi-Haft. Soweit die Angaben von Hassan. Ich war mit meinen Angaben, wie immer, sehr vorsichtig. Nach etwa vier Wochen in einer Zelle wurde Hassan aus der Zelle geholt, und ich habe ihn nicht wieder gesehen.

Episode Verhöre (Stasi-Gefängnis Hohenschönhausen)

Die Verhöre fanden zu verschiedenen Zeiten statt, meistens aber vormittags. Je nachdem wie mein Vernehmer Libera (den Namen habe ich später erst erfahren) drauf war, war er mal freundlich oder unfreundlich. Er gab mir immer zu verstehen, ich wäre der Stasi völlig ausgeliefert. Manchmal gab es Kaffee und Zigaretten, ein anderes Mal gar nichts. Er wollte immer wissen, wer von meinem Fluchtvorhaben noch gewusst habe. Einmal sagte er, wenn ich alles sagen würde, wäre ich Weihnachten schon aus dem Gefängnis. Es ging immer rauf und runter. Er drohte, meine Mutter würde ihre Anstellung (Sekretärin) beim Rat der Gemeinde Fredersdorf verlieren.

Eines Tages sprach er zu mir, ich hätte Pech, dass ich kein Westdeutscher sei, denn dann würde ich Haftentschädigung bekommen. Ich wusste nicht, was ich von solchen Mitteilungen halten sollte. Als mein Vernehmer mal guter Laune war, fragte ich ihn, ob ich das *Neue Deutschland* abonnieren könnte. Er meinte ja, ich habe es aber nie bekommen. Nach meiner Nachfrage sagte er: »Was, Sie haben das *ND* immer noch nicht?« Ich sollte also keinerlei Nachrichten erfahren, nur solche, die mir der Vernehmer mitteilte. Das bedeutete völlige Isolation von der Außenwelt.

Nach ca. eineinhalb Monaten wurde mir ein Mithäftling in die Zelle gebracht. Er war, wie ich glaube, ein DDR-Bürger. Der Mithäftling sprach ständig davon, dass er weiter versuchen würde, die DDR zu verlassen. Er verwickelte mich ständig in provokative Gespräche und wünschte sich, dass US-Soldaten unsere Zellentür öffnen und wir frei wären. Der Gipfel war, als er eines Tages ein Paket mit Westwaren bekam. Er bot mir sofort davon Sachen an. So rauchten wir im Stasi-Knast Westzigaretten und aßen Westschokolade. Mein Mithäftling erklärte die Sache so, er hätte eine Schwester in Westdeutschland, sie hätte ihm die Sachen geschickt. Ich hielt mich in den Gesprächen sehr zurück und sagte nur das Notwendigste. Ich glaube, er war ein Spitzel (mit Sicherheit).

Entstehung von Solidarnosc in Polen

Wir haben unsere Ehe im Herbst 1979 in Polen geschlossen. Die Behörden der DDR sahen es gar nicht gern, dass unsere Ehe in einem polnischen Standesamt (Gdynia) geschlossen wurde. Man verweigerte mir anfangs die Ausstellung einer sogenannten Meldebescheinigung. Erst im letzten Moment habe ich die Bescheinigung bekommen. Unsere Tochter wurde vor unserer Eheschließung in Gdynia geboren. Die DDR-Behörden säten Zweifel, ob ich überhaupt der Vater des Kindes sei.

Ich machte im Sommer 1980 Urlaub in Gdynia. Meine Frau wohnte noch dort. Wie gewöhnlich hörten wir am 14. August 1980 Nachrichten von Radio Freies Europa auf Polnisch. Der Sender meldete Streiks in der

Lenin-Werft in Danzig. Danzig gehörte zur sogenannten Dreistadt: Danzig-Gdynia-Sopot. Ich fuhr sofort vormittags nach Danzig und wollte mir die Sache ansehen. Meine Frau riet mir ab und meinte, es könnte gefährlich werden. Aber ich war begeistert und wollte vor Ort sein, voller Freude, dass endlich ein Streik im Ostblock begonnen hatte und ich am Ort des Geschehens sein würde.

Vor dem Werktor hatte sich eine riesige Menschenmenge versammelt. Euphorische Stimmung. Die Streikenden hatten 21 Forderungen aufgestellt, darunter freie Wahlen und freie Gewerkschaften. Die Gewerkschaft nannte man Solidarnosc. Die Streikenden blieben diesmal in der Werft – ein sogenannter Okkupationsstreik. Die Demonstrationen auf der Straße hatten in den vergangenen Jahren (1970) immer wieder zu Misserfolgen geführt. Es kam zu Gewalt und es wurden Menschen erschossen. Der Streik wurde durchgehalten bis Ende August. Streikführer wurde Lech Walesa. Ende August akzeptierte die Regierung die Forderungen der Streikenden. Es wurde eine Vereinbarung zwischen dem Regierungsvertreter Jaruzelski und Lech Walesa unterzeichnet – ein gewaltiger Schritt gegen die Allmacht der polnischen Kommunisten. Wir waren alle erfreut und optimistisch. Es war der Anfang zum Fall des Kommunismus in Europa und auch der Berliner Mauer. Es wird aber in der letzten Zeit nicht mehr so richtig gewürdigt.

Heute

Viele Jahre, nachdem ich das Gefängnis verlassen hatte, kamen die ersten Albträume. Immer wieder wachte ich mit Schreien auf. Ich träumte von erneuten Verhaftungen und Gefängnisaufenthalten. Schreckte vom Bett hoch von angeblichem Klingeln oder Klopfen an der Wohnungstür. Das ging jahrelang so und wurde nicht besser. Es stellte sich schließlich eine Verschlechterung meines Gesundheitszustandes ein. Schlimmer wurde es noch, als ich in Frührente kam. Ich begab mich in ärztliche Behandlung. Die Ärztin konnte keine körperlichen Leiden feststellen. Somit kam ich ins Benjamin-Franklin-Krankenhaus. Dort stellte man bei mir psychosomatische Störungen fest. Im Gespräch kamen wir auf meine Stasi-Haft in der DDR zu sprechen. Man fand eine Spur.

Nach dem Krankenhausaufenthalt wurde mir angeraten, eine psychotherapeutische Behandlung zu beginnen. Zunächst hatte ich eine Psychologin in Zehlendorf. Wir kamen aber nicht miteinander zurecht. Sie gab mir jedoch die Adresse von Dr. Bomberg im Prenzlauer Berg. Er erwies sich als der richtige Ansprechpartner und mir konnte in absehbarer Zeit geholfen werden. Bei ihm fühle ich mich gut aufgehoben und verstanden. Ich bin sehr froh, dass ich bei ihm in Behandlung bin und er mir hilfreich zur Seite steht.

3.11 OV »Sänger«

Der OV-Sänger bekommt immer wieder neue Nahrung. Die Zeit der Observierung spannt sich von 1979 bis 1989. Es sind die Anfänge als Liedermacher, die Zuspitzung mit der Inhaftierung, die Gratwanderung von 1984 bis 1989. Natürlich habe auch ich meine Reaktivierungen. Als ich las, dass Alexej Nawalny gestorben ist, durchzuckte es mich. Die Erinnerungen an Hilflosigkeit und Ausgeliefertsein waren wieder da. Was hätten die alles mit mir machen können? Es werden immer neue Akten gesichtet. So tauchen auch in meinem Fall weitere Dokumente auf. Der Wittenberger Kirchentag zum Lutherjubiläum 1983 stand insbesondere im Fokus der Staatssicherheit:

> »Besonders deutlich wurde das beim Auftritt des Liedermachers Karl-Heinz Bomberg: ›[...] ca. 20 Minuten allgemeine, aber gute Texte, unterbrochen von einigen Gitarrensolostücken. Dann 2 Titel, die staatsfeindliche Hetze zum Inhalt hatten: 1. [...] 2. Die Fürsten unserer Tage, gemeint sind Partei-Spitzen-Funktionäre unserer SED, Minister, Künstler und Generäle. [...] Es gab ständig starken Beifall, welcher bei den Hetzliedern in langanhaltende Ovationen ausartete. [...] Folgende Themen wurden einbezogen: a. Wehrkundeunterricht; b. kein sowjetisches Erdöl, sondern umweltverschmutzende Braunkohle; c. der ›Zwang‹ zum Wehrdienst; d. die Staatsgrenze; e. Umweltverschmutzung usw. Beifall wie verrückt!‹« (Hildebrandt & Tautz, 2017, S. 44f.).

1979 traf ich in Leipzig den Ernst-Bloch-Schüler Heinrich Saar, der wenig später wegen einer Flugblattaktion für fünf Jahre in politische Haft der DDR kam. Als ich 1980 auf die Liederbühne trat, war ich noch Medizinstudent. Über Schwerter zu Flugscharen lernte ich Rainer Eppelmann kennen und spielte 1980 und 1981 erstmals zur Friedensdekade der evangelischen Kirche. Dort begegnete ich auch Freya Klier und bald Stephan Krawczyk. Das Friedensthema verbindet uns bis heute. In seinem Roman *Der Narr* erinnert sich Krawczyk, dass wir damals wenig über das Geld, aber viel über den Weltfrieden gesprochen haben.

In politischer Haft 1984, ich wollte den Sozialismus verbessern und sang systemkritische Lieder, las ich auch Tolstois *Krieg und Frieden*. Das Thema hatte sich bei mir eingestanzt. Meine Lieder waren von Anfang an eben auch Friedenslieder. Krieg gehört offenbar zur Natur des Menschen. Aber Gutmenschen fällt es schwer, das anzuerkennen, beim Zweiten Weltkrieg sehr verständlich. Nie wieder Krieg, nie wieder eine Waffe in die Hand nehmen. In den folgenden Jahrzehnten erstarrte der Sozialismus und mit ihm die Friedenspolitik zu einer Phrase. Die kirchliche Friedensbewegung war ein wichtiges Gegengewicht.

Bei meinen vielen Reisen rund um die Erde mit den Einblicken in die menschliche Geschichte und die frühen Hochkulturen wuchs die Erkenntnis, dass die Selbstbestimmung der Völker schon immer gefährdet war. Die jeweiligen Großmächte mischten sich ein. Immer wieder ging es um Märkte und wirtschaftliche Interessen. Die Klassengesellschaft war entstanden. Die heutige Konsum- und Geldgesellschaft wird von herrschenden Schichten geleitet, die ihre Interessen gnadenlos durchsetzen. Da ist die Demokratie eine permanente Bewährungsprobe. Das Buch *Haben oder Sein* von Erich Fromm ist aktueller denn je. Die grenzenlose Habengesellschaft ist die Ursache für die Gesellschaftskrise.

Ich würde nicht wagen, dieses Buch zu schreiben, ohne einen Funken Hoffnung zu versprühen. Darf ich ein Mutmacher sein? Die Geburt ist auch das Geburtstrauma. Es zu überwinden heißt, es trotz aller Kriege in die Hand zu nehmen. Eine gesunde Kindheit ist eine Schatztruhe für das ganze Leben. Spaltungen überwinden und Zwischentöne entwickeln geht nur über Demokratie und Diplomatie in der Familie und in der Gesellschaft. Willy Brandt sagte, dass Frieden nicht alles, aber ohne Frieden alles nichts sei. Somit ist Seelenfrieden immer auch mit Familienfrieden und Weltfrieden verbunden.

Gefühle spielen bei der Regulation eine große Rolle (Wirth, 2022). In den Fallgeschichten geht es um traumatische Erlebnisse durch politische Haft und Zersetzung in der DDR. Erlebte politische Haft kann auf der einen Seite dünnhäutiger, andererseits aber auch widerstandsfähiger machen. Auf einem Klassentreffen sagte ein Schulkamerad: »Die DDR war nicht nur gut.« Darüber mussten wir lachen. Das schafft Abstand. Demokratische Eltern sind ein wichtiger Gegenpol in Diktaturen. Meinem Vater durfte ich widersprechen, dem Staat nicht. In der DDR hieß es politisch: Feind ist, wer anders denkt.

Jede Zeit kann diagnostisch wertvoll sein, wenn man in der Lage ist, sich mit ihr auseinanderzusetzen. Die aktuelle Situation ist allerdings nach Corona und durch den russisch-ukrainischen Krieg besonders heftig. Die Stärken und Schwächen der Menschen treten insbesondere zutage. Zwischentöne fehlen oder kommen zu kurz. Spaltungen überwiegen. Manche Medien machen zusätzlich Angst.

Tiere haben durch die Instinkte deutliche Vorgaben für ihre Lebensgestaltung. Die Triebstruktur des Menschen lässt größere Spielräume zu. Diese werden nun im Guten wie im Bösen genutzt. Und dies nicht erst jetzt, sondern schon immer. Zudem habe ich den Eindruck, dass Verblödungstheorien deutlich häufiger auftreten als Verschwörungstheorien. Es gehört zur posttotalitären Situation, dass diktatorisches Machtdenken den Alltag mehr bestimmt als die demokratische Neuordnung. Das macht sich überall dort fest, wo die alten Täter in den Behörden und in hohen staatlichen Stellen sitzen.

Die tägliche Arbeit sehe ich als Friedensarbeit. Jeder ist aktiv an seiner Stelle für Demokratie und Selbstbestimmung. Es geht immer wieder um unverarbeitete Erlebnisse, die zu familiärem Unglück und gesellschaftlich zum Krieg führen können. Liebe und Frieden werden als Heilmittel herausgefordert. Wenn wir auf die DDR-Geschichte zurückblicken, so hat jeder seine eigene Geschichte (vgl. Bernhard Schlink, 2024).

Heute haben wir alle zusammen und jeder einzelne eine Verantwortung vor der Schöpfung. Deshalb sind Frieden und Demokratie so wichtig, statt Krieg und Gewaltherrschaft. Die Erforschung der menschlichen Destruktivität ist ein altes und doch hochaktuelles Thema. Möge dieses Buch einen kleinen Beitrag dazu leisten und Anregung für weitere Forschungen sein.

Manchmal denke ich, dass wir eine neue Aufklärung brauchen, eine Art Katharsis in der Gesellschaft. Der ewige Weltverbesserer möchte ich natürlich auch nicht sein. Irgendwann werde ich vielleicht 80 und bringe andere immer noch, salopp gesagt, auf 180. Man wird sich nie los, erst mit dem Tod. So könnte man denken. Doch die transgenerationale Weitergabe entfaltet danach ihre Wirkung. Immer wieder führe ich eigene Begriffe in meine Erfahrungen ein. Der folgende Exkurs ist etwas ungeschliffen. Dennoch möchte ich ihn einfügen.

Nicht jede Beziehung kann man gleich intensiv führen. Manche Beziehungen muss man herunterfahren. Hier habe ich den Begriff der Erhaltungsdosis eingeführt. Herzinfarkt-Patienten lässt man heute nicht mehr sechs Wochen liegen, sondern wendet erfolgreich die Frühmobilisierung an. Das gilt auch für Frakturen und chirurgische Eingriffe. Nur bei Infekten sollte man wochenlang im Bett bleiben. Doch auch hier plädiere ich nach entsprechenden Befunden für eine Frühmobilisierung.

Mein Vater hatte Freude am Denken, insbesondere am Philosophieren. Das prägt mich bis heute. Wir hatten ein gemeinsames Ausflugsziel: Die Bank am Berg. Dort saßen wir mit Blick auf den Großen Inselsberg. Wenn ich heute daran denke, bekomme ich ein gutes Gefühl, eine Verbundenheit mit meinem Vater. Meinungsverschiedenheiten, die wir natürlich auch hatten, gefährdeten unsere Beziehung am Ende nicht. Es gab eine unausgesprochene Versöhnung. Mein Vater war ohnehin für meine geistige Versorgung zuständig, meine Mutter für die Gefühle. Auf beide Eltern konnte ich mich immer verlassen. Meine Gefängniszeit ist unsere Narbe. Sie haben sich große Sorgen gemacht und gaben die Schuld meiner Frau. Wir konnten klären, dass ich die alleinige Verantwortung trage. Für mich kann ich dankbar sagen: Ich hatte und habe ein gutes Leben mit der Furchtlosigkeit des Ängstlichen.

Nach diesem Ausflug kehre ich zurück an den Anfang des Kapitels, meine Rolle als Liedermacher in der DDR. Es folgt der Bericht eines IM zu einem Liederkonzert 1983 zum Kirchentag in Wittenberg. Dieser Kirchentag im Lutherjahr stand unter besonderer Beobachtung des Staatssicherheitsdienstes der DDR (s.a. Hildebrandt & Tautz, 2017). Eingangs hatte ich bereits erwähnt, was ich jetzt noch vertiefe. Zu den Zusatzveranstaltungen gehörten unter anderem ein »Offener Abend« am Freitag im Jugendzentrum (in keinem Programm schriftlich ausgewiesen), ein »Disputationsgottesdienst« in der Schlosskirche am Freitagabend und – ganz besonders harmlos klingend – am Sonnabend ein »Begegnungsabend« im Lutherhof. Ein Kapitel im zuvor genannten Buch widmet sich den Veranstaltungen in diesem Jugendzentrum (ebd., S. 44ff.):

> »Im Fokus der Staatssicherheit stand […] das Jugendzentrum in der Wittenberger Christuskirche. Eigentlich sollte dieses Zentrum erst am Sonnabend, dem 24. September, um 15 Uhr eröffnet werden. Aber auch hier hatte sich im Vorfeld abgezeichnet, dass eine große Anzahl junger Leute bereits am Freitag anreisen würde. Insofern brauchte es zusätzliche Angebote. ›Die Arbeit im Jugendzentrum war zu Beginn des Kirchentages außerordentlich

> belastet durch die von Anfang an große Zahl von Jugendlichen, die in dieser Größenordnung nicht einkalkuliert waren. [...] Außerdem war vor allem am Freitag die Atmosphäre im Jugendzentrum gespannt, weil die Sicherheitsorgane in einer Art und Weise auftraten, die auf die Jugendlichen provozierend wirken musste. Daß diese Probleme an keiner Stelle zu Konflikten aufbrachen, ist vor allem dem Einsatz der Wittenberger zu verdanken, die Freitag und Samstag die Jugendlichen mit ihren PKWs in die Quartiere brachten, und der großartigen Disziplin der Jugendlichen selbst‹ (Anlage 2 [= Abschlussbericht des Kirchentagssekretärs vom 27.10.1983, S. 5]).
>
> Der kirchliche Bericht weist auf die erstaunliche Besonnenheit der Jugendlichen mit DDR-Prägung hin, die fühlten, dass ihnen nur ein diszipliniertes Auftreten durch diese Situation helfen (und zur Ehre gereichen) würde. Sie konzentrierten sich auf das Wesentliche, und das war die gemeinsame Kritik an den Lebensverhältnissen in der DDR.«

Hier schließt der eingangs zitierte Bericht zu meinem Auftritt an, ehe es folgendermaßen weiter heißt:

> »Soweit die Interpretation der deutlichen Worte des Liedermachers, die auch bei dem anschließend berichtenden IM ›Henry Kim‹ angekommen waren. ›Lobend‹ erwähnte dieser immerhin: ›Die Jugendlichen und »Mitziehfans« [...] verhielten sich ohne Ausnahme diszipliniert. In der Kirche sah ich keinen Angetrunkenen‹.«

Soweit die Ergänzung aus den Quellen.

In meinem letzten Buch *Seelische Narben* (2021) schrieb ich über die geheimen Berichte der Staatssicherheit aus dem Jahre 1988 an das Politbüro der SED. Dieses Jahr war besonders prekär, weil mich die Staatssicherheit nach den Ausbürgerungen von Wolf Biermann und Stephan Krawczyk tatsächlich als eine Art Nachfolger sah. Diesen »Ritterschlag« kann ich nicht annehmen. Aber er zeigt, wie groß die gegenseitige Angst war.

Die Forschungen für das Jahr 1985 haben weitere Berichte hervorgebracht. Der Hintergrund ist, dass der Forschungsbereich des Stasiunterlagenarchivs (Bundesarchiv) seit 2009 die Meldungen des Ministeriums für Staatssicherheit (MfS) an die politische Führung der DDR als Quellenedition mit dem Titel *Die DDR im Blick der Stasi. Die geheimen Berichte an die SED-Führung* herausgibt. So bekam ich die schriftliche Information (Lesting, 2024), dass es Einzelinformationen zu meinen Liederkonzerten am

1.–3. März 1985 im Friedensseminar Schwerin, am 29.–30. Juni in der Friedenswerkstatt Berlin-Lichtenberg Erlöserkirche und zu weiteren Aktivitäten in der Friedensdekade 1984 und 1985 sowie zu geplanten feindlich-negativen Aktivitäten am 26. Juli 1985 anlässlich des 40. Jahrestages der Atombombenabwürfe auf Hiroshima und Nagasaki gibt. Negativ feindliche Positionen, Verleumdung der sozialistischen Verhältnisse in der DDR und Angriffe auf das Machtgefüge, die Medien- und Jugendpolitik, die Friedenspolitik waren insbesondere Gegenstand der Kritik der Mitarbeiter der Staatssicherheit.

Der Liederabend am 12. November 1985 in der Moritzkirche Halle wurde sehr kritisch beleuchtet, weil ich die Friedenspolitik als zu einseitig sähe, die militärische Erziehung schon im Kindergarten begänne und Reise- und Kommunikationsmöglichkeiten völlig unzureichend seien. Ebenso gäbe es keine freie Meinungsäußerung und keine freien Wahlen. Einige Punkte davon konnte ich in Zeitzeugenvorträgen an den Gymnasien in Eisenberg und Ruhla (zwei Kleinstädten in Thüringen) vortragen. Die Schüler waren interessiert und berührt. Sie fragten, wie es mir und meiner Familie dabei ging, wie es dazu kam und wie ich danach in der DDR weiterleben konnte. Ich sprach von Angst und Scham (als politischer Häftling wurde ich kriminalisiert) und auch vom Mut, weiter zu singen. Als Liedermacher wollte man mich loswerden, als Arzt wurde ich in der DDR dringend gebraucht.

3.12 Herr F.

Herr F. saß insgesamt viereinhalb Jahre in politischer Haft. Neben den seelischen Narben schlägt sich das erhöhte Gesundheitsrisiko bei ehemaligen politischen Häftlingen auch in verschiedenen körperlichen Erkrankungen nieder. So auch bei Herrn F. Er hat in den letzten Jahren mehrere schwere körperliche Erkrankungen überlebt. Das Schreiben seiner Memoiren ist ein wichtiges Heilmittel. Im Folgenden ein Auszug daraus.

Wenn ich das alles schon vorausgesehen oder wenigstens vorausgeahnt hätte, dann wäre ich in meiner Haftzeit noch viel mutiger, rabiater aufgetreten. Doch wer konnte 1972 schon wissen, dass kurz vor der Jahrtausendwende einmal der gesamte Ostblock untergegangen sein wird? Stattdessen ließ ich mich auf Nebenschauplätze ein und verweigerte mehrmals die Rasur meines Vollbarts.

Doch eines Tages hatte die Gefängnisleitung die Nase voll von meinem Trotz. Es kam ein bulliger Wärter, holte mich aus der Zelle, führte mich in die Erdgeschossetage, schloss eine Zelle auf, in der eine junge, attraktive Frau in einem weißen Kittel stand. Vor ihr ein Hocker, auf den ich mich setzen sollte. Ich weigerte mich und erklärte stotternd vor Wut, dass ich mit Bart eingeliefert worden bin, dass ich in meinem Personalausweis ebenfalls als Bartträger ausgewiesen sei und dass ich in der Untersuchungshaft noch kein Verurteilter bin. Der Bulle schaute zur Tür, die, als ich dahin blickte, von außen angedrückt wurde. Daraufhin griff er mir brutal in die Haare, zog mich hoch und schmiss mich dermaßen auf den Hocker, dass dieser unter mir zusammenbrach. Dabei wurde mir ein Büschel Haare herausgerissen, sodass mir bald mein Blut die Stirn herunterlief. Ich sah nur noch, wie sich die Frau, die mir die Haare kurz schneiden und mich rasieren sollte, mit dem Gesicht in die Ecke drängte, um das nicht mitansehen zu müssen.

Dann ging der »Bulle« raus, ein anderer Wächter kam herein und führte mich wenige Zellen weiter in eine völlig leere Zelle, wo nicht einmal ein Hocker zum Sitzen einlud. Immerhin gab es ein Waschbecken und ich konnte mir das Blut abwischen. Nach einer Weile schloss ein kleiner Uniformierter mit einem Haufen Lametta auf den Schultern die Tür auf und schrie mich an: »Sie!!!« Nach einer kurzen Pause wieder: »Sie!!« Dabei drohte er mit dem auf mich gerichteten Zeigefinger und setzte wieder an: »Sie! Sie sind selbst schuld!« Dann ging er wieder einen Schritt zurück und schloss die Tür von außen ab. Ich war eine Weile sprachlos. Aber bald stellte ich mir diese Szene auf einer Bühne vor. Hätte Beckett seine Freude daran gehabt? Absurdes Theater, mehr fiel mir nicht ein, obwohl ich dieses Stück in Gedanken weiterspielte, zumal der Schmerz nachgelassen hatte – oder noch gar nicht richtig begann?

Ich kannte den Kapitalismus der sogenannten Klassenfeinde nicht aus eigener Anschauung. Carl Schmitt, ein deutscher Staatsrechtler und politischer Philosoph, definierte den Begriff »absoluter Feind«. Das wäre ein Feind, mit dem man nicht verhandeln könne, da er nur ein Ziel habe: die totale Vernichtung des Gegners. Ist ein Gegner schon ein Feind? Will die Stasi mich vernichten? Nee, die will mich bloß umerziehen, damit ich wieder nach ihren Maßstäben ein nützliches Glied der Gesellschaft werde. Und wenn das nicht klappt, dann bin ich am Ende doch ein Feind? Sie müssen mich ja nicht zum Tod verurteilen, es genügt ja schon, meine Identität zerstören oder mich mit medizinischen Mitteln erziehen zu wollen.

Die Stasi ist genau wie ihre Auftraggeber der oberen SED-Clique überhaupt nicht dialogfähig, weil sie Marxisten sind, weil sie wissen, wo es lang geht, weil sie ein Ziel haben: die kommunistisch beherrschte Weltkugel. Dann erst, nach gewaltsamen Revolutionen kann es den ersehnten Weltfrieden geben. Tatsächlich? Wieso gibt es dann Streit oder gar Feindschaft zwischen Moskau und Peking? Ist nicht auch Tito in Jugoslawien in Ungnade gefallen? Haben sich nicht Kommunisten untereinander schon genug das Genick gebrochen? Werden die Urwaldindianer die gleichen, nein, dieselben Vorstellungen von Frieden haben wie die Eskimos? Muss ein Kampf der Kulturen zwangsläufig im Krieg enden?

Hat das System, das, was ich gerade erlebte, etwas mit Humanismus, mit Fortschritt und Überlegenheit zu tun? Das erinnert mich an all die vielen Unterrichtsstunden, Ausstellungen, Filme und Bücher, die wir überall zum Thema Nazi-Zeit zu konsumieren hatten. Darf man das nicht vergleichen? Um Gottes Willen! Das wurde uns eingetrichtert. Dabei liegt nichts näher als das: National- und Realsozialismus haben in Friedenszeiten viele, wenn nicht sogar die meisten Gemeinsamkeiten. Liberale Historiker im Westen, die ich später noch kennenlernen sollte, schärften mir einsichtig ein: »Vergleichen ja, aber nicht gleichsetzen!«

Später werde ich einmal von dem Schachweltmeister Garri Kasparow, den ich zu einer Tagung in Oslo kennenlernen durfte, das höchst Bedenkliche lesen: »Es ist die Schuld unserer Generation und der Generation vor uns, dass nach dem Zusammenbruch der Sowjetunion nicht hartnäckig darauf bestanden wurde, die Verbrechen des Kommunismus und des Faschismus gleich zu setzen.« Der Journalist Sven Felix Kellerhoff sagte Gleiches auf seine Weise: »Das Vergleichen von nationalsozialistischen und kommunistischen Verbrechen ist erstens nicht nur zulässig, sondern unabdingbar, um Ähnlichkeiten wie Unterschiede festzustellen; falsch und unangemessen ist dagegen die Gleichsetzung. Zweitens übersteigt die Dimension die Opferzahlen des Marxismus-Leninismus und verwandter Ideologie die Zahl der Opfer des NS-Wahnsinns erheblich, während gleichzeitig die technische und organisatorische Umsetzung der deutschen Verbrechen bei Weitem ›fortschrittlicher‹ war. So absurd das klingt.«

Absurd dürfte es auch sein, mit unterschiedlichem Maß messen zu wollen und damit die Gewaltverbrechen zu relativieren. Es ist den linken Ideologen leider gelungen, die kommunistischen Diktaturen samt deren Totalitarismus zu verharmlosen. Wer kann dann noch der grausamen Utopie eines reformierten Sozialismus widerstehen? Meinte Kasparow wirklich die italienischen Faschisten? Passten nicht besser Stalin und Hitler in eine Kategorie? Als ich nach meiner ersten Haftentlassung Wolf Biermann in Ost-Berlin selbst kennenlernen durfte, sah ich in ihm einen großen Künstler, einen Aphoristiker des Denkens und einen hilfsbereiten Mann etlicher Frauen. Doch politisch eierte er mir zu sehr herum. Bei ihm lernte ich schmackhafte Teesorten und gut schmeckende Schokolade aus dem Westen sowie mich interessierende West-Bücher und West-Bürger kennen. Ich konnte nicht verstehen, wie er noch Kommunist sein wollte. War das ein Tribut an seinen jüdischen Vater? Und ich? Was glaubte ich in meiner Zelle, die offiziell als Verwahrraum zu bezeichnen war? Suchte ich in dieser unechten Umgebung das Echte, die Authentizität, das, was sich künstlerisch gestalten ließ? Also die Wahrheit? Wer möchte sie nicht gern finden? Doch am besten dort, wo sie uns nicht gefährlich wird. Andreas Reimann erinnerte sich an seine Zelle mit seinem Gedicht *Einzelhaft*, in dem er deren Luke und seine Erinnerung hinaus in den blauen Himmel beschreibt. Sein Erinnern wird durch ein gemustertes Taschentuch ausgelöst, wie »die gitter vorm himmel«.

Nur mit einem Funken Größenwahn, sage ich heute als bescheidener Mensch, lässt sich eine von Menschen bzw. von Kommunisten gemachte Hölle überleben. Und so schlenderte ich Tag für Tag von früh bis abends sechs Schritte vor, Kehrtwendung, sechs Schritte zurück, um alles, was mir in den Sinn kam, zu bedenken. Das war mitunter anstrengend, aber füllte den Moloch Zeit aus. Die andere Abwechslung war die Unterhaltung mit den Nachbarn durch die Klopfzeichen. Sogar Schach haben wir mit Klopfzeichen durch die Wand gespielt. Es klappte, obwohl ich nicht mehr weiß, wie das funktionierte. Zu einem Ende sind wir nie gekommen, denn irgendeine Unterbrechung kam immer dazwischen.

Oft, aber nicht jeden Tag, wurde die SED-Parteizeitung *Neues Deutschland* hereingereicht. Ach, wie schön war es doch in der DDR, wenn es nach dieser Zeitung ging. Und wie böse waren doch die Politiker in der BRD. Mich ekelte diese dümmliche Propaganda-Sprache jeden Tag mehr an, denn es war auch die Sprache meines Vernehmers. Der neue Staatschef Honecker besuchte die Leipziger Messe, so kamen elf Fotos von ihm ins *ND*. Wer neigt nicht zum Personenkult? Doch das war erst der Anfang. 1987 ließ sich der SED-Generalsekretär den Titel »Held der DDR« verabreichen. Im selben Jahr war er gar auf 43 Fotos zur Leipziger Messe zu bewundern – 43 Honecker-Bilder in einer einzigen dünnen Ausgabe. Nein, diesem Diktator wollte ich jetzt und niemals meine Referenz erweisen. Andererseits: Er hat selbst zehn Jahre im nationalsozialistischen Knast gesessen, was mich wieder milder stimmte. Soll ich ihn gar als Haftkamerad anerkennen?

3.13 Herr K.-H.

Die politische Traumatisierung im Jugendalter trifft auf ein sensibles Entwicklungsstadium. Mit 17 Jahren wurde Herr K.-H. nach einem gescheiterten Fluchtversuch inhaftiert und geriet später in verschiedene Spitzelnetze. Der Schriftsteller und Maler verarbeitet seine Erlebnisse in einer Art Essay.

Zeitversetzte Bespitzelung oder: Die Kraft der Freiheit

Bedrückend ist nicht, dass in gewissen Stasi-IM-Berichten über unsereins falsch Zeugnis abgelegt wurde, also eine Interpretation als staatsgefährdend stattfand, sondern dass diese Berichte immer noch auftauchen, und zwar zeitversetzt, wo man doch glaubte, die aus den Diffamierungen resultierende psychische Belastung mit guten Therapeuten aufgearbeitet, hinter sich gelassen und einigermaßen überstanden zu haben. In meinem Falle sind mir vor kurzem einige Aktenseiten zugänglich geworden durch das neue Buch *Der lange Arm der Stasi* (2022) von Gabriele Stötzer, in dem sie akribisch die damalige Erfurter Kunstszene beleuchtet und Täter sowie »Opfer« vorstellt. Durch diese bemerkenswerte, sämtliche Verfolgungsakten aus den Jahren 1976 bis 1989 auswertende Sisyphusarbeit, in Stötzers unnachahmlicher Art geschrieben, reiste ich unfreiwillig erneut in die Vergangenheit und musste feststellen, längst nicht alles – wie ich mir einbildete – über die Verwerfungen menschlichen Handelns zu wissen.

Erfurt war aufgrund seiner Größe übersichtlich, jeder kannte jeden. Man begegnete sich auf der Straße, in einschlägigen Kneipen oder besuchte sich zu Hause. Hatte ein IM den Status des Vertrauens erreicht, kam er unkompliziert mit anderen in Kontakt. So gab es zum Beispiel einen sich mir (der ich nichts veröffentlichen durfte) auftragsgemäß mit eigenen, keineswegs dilettantischen Versen genähert habenden Dichter, der auf mein Wohlwollen traf, aber nach jedem Gedankenaustausch Berichte darüber verfasste. Dass dieser Mensch für die Bezirksverwaltung des MfS als IMB

(Inoffizieller Mitarbeiter mit Feindberührung) tätig war, zehntausende von Seiten verfasste (31 Bände, die ersten Akten sind noch nicht aufgefunden), wurde mir erst nach meiner Akteneinsicht Anfang der 90er klar. Er berichtete über »Kirche, Sekten, Kunstszene, Freundeskreis, Nachbarn und sich selbst« und reagierte auf fast alle, über die er schrieb, allergisch. Ein Beispiel: »Ich schätze ihn als totales asoziales Schwein ein, er ist eine reinrassige Drecksau und nicht zu integrieren.«

Was ich jedoch nun erst erfuhr, waren seine »poetischen« Reflexionen über mich, die Ausführungen und sachlichen Interpretationen, mit denen er seinem Auftraggeber offenbar zeigen wollte, nicht nur perfekte, realistische Berichte zuungunsten der Betroffenen verfassen zu können, sondern auch in der Lage zu sein, unabhängige Selbsteinschätzungen des Falls abzuliefern. Diese Interpretationen schwanken beständig zwischen der Aufzählung von angeblich staatsfeindlicher Hetze und beinahe poetischer, kurioser Wort- und Bildakrobatik.

»In der amorphen Masse hingegen fühlten sie sich bärenstark. Eine Salve über die Häupter *meiner Lieben* – und der Spuk wäre vorbei gewesen.« Das Buch, in dem solches steht, hat einen schönen Umschlag: Dom und Severikirche Erfurt mit einer Galgenschlinge im Vordergrund. Möglicherweise hat sich der Verlag etwas dabei gedacht.

Kriege beginnen nicht an dem Tag, an dem ein Land ein anderes überfällt, sondern lange vorher. Persönliche Animositäten, Feindschaften zwischen Menschen beginnen meist sofort beim ersten Sehen. Kommt dann noch ein diktatorisches, unfreies System wie die DDR hinzu, das mit Lachen und Lebensfreude nichts anzufangen weiß und sich als vornehmste Aufgabe das ununterbrochene Fabrizieren von Verbotsschildern für die eigene Bevölkerung vorgenommen hat, dann wird die Person, die diese Verbotsschilder ablehnt, zum beobachteten Staatsfeind, während deren persönlicher Feind dem Staat vielleicht gern zuarbeitet und sich, obwohl ebenfalls seiner Unfreiheit gewiss, die Freiheit nimmt, andere ihre Unfreiheit auch spüren zu lassen. Indem er ihnen sein Ich-weiß-von-nichts vorspielt, aber über sie berichtet, wird die »Hinrichtung« lediglich delegiert. An kleinen Vergünstigungen dafür hatten IMs mehr Freude, als Freie an großen Glückszufällen. In beiden gegensätzlichen Fällen geht es trotz allem immer nur um die Freiheit. Erst scheinbare Freiheit, verknüpft mit verliehener, gern ausgeübter Macht, jemanden zu richten oder »laufen« zu lassen, ergibt den wahren Spitzel. Er, als dann Mächtiger, kann kraft seines Amtes auch gönnerhaft begnadigen. Nur so ist es zu verstehen, dass nach

1989 viele der erwischten Informellen Mitarbeiter tatsächlich der Meinung waren, nicht geschadet und einer guten Sache gedient zu haben.

Beinahe jeder braucht eine *Stellung*. Daher die groteske Erweiterung des Selbstbewusstseins durch Titel und Rang, die einen handeln lassen im Namen von etwas, was man nicht selber ist. Das meiste Denken bedeutet eigentlich Flucht vor der Freiheit. Es sucht nach Rückversicherung im Beweis. Unfreiheit entspricht demnach den Urinstinkten weit besser als Freiheit. Man braucht keine Verantwortung zu übernehmen. Nichts erfordert größere Anstrengungen, als seine Kräfte zu sammeln, um sie in eine eigene Richtung zu entwickeln. Wer die Freiheit will, fordert jedoch damit das Risiko heraus. Die Freiheit als reines Aktualitätsproblem steht und fällt mit der Ungewissheit des Ausgangs. Es handelt sich dabei um keinen formalen, funktionalen Vorgang, sondern um einen schöpferischen. Wobei das Freiheitsideal sich nicht mit der Vorstellung von gesetzloser Ungebundenheit deckt. Letzteres würde die Kapitulation des freien Geistes bedeuten, war aber gerade im Sozialismus durch schrankenloseste Selbstbedienung erschreckend ausgeprägt. Seine Jüngerschaft ließ und lässt in überwältigender Mehrheit von sozialer Gesinnung weniger spüren, als Gleiches von seinen engstirnigsten Gegnern galt und gilt. Daher auch die Vielzahl negativer politischer Entscheidungen in einer sich liberalistisch gebenden Gesellschaft, in der einzelne Verantwortliche gern ihre Morgenröte-Gesinnung durchblicken lassen.

Ein Beispiel dafür scheint mir das Netzwerkdurchsetzungsgesetz (NetzDG) zu sein, ergänzt um ein paar Floskeln für Sanktionierungen. Abgesehen davon, dass allein schon der Name an schlimmste Zeiten erinnert, schränkt es nicht nur die Presse- und Meinungsfreiheit ein, sondern gibt der Zensur einen Anstrich von Legalität. Dem Spitzel- und Denunziantenwesen wird wieder Tür und Tor geöffnet. Belohnungen dafür werden sich schon finden lassen. Was in der DDR im Verdeckten geschah – vom überwiegenden Teil der Bevölkerung geschmäht –, mutiert zu einer offiziellen, lobenswerten Angelegenheit. In Wahrheit sind Hate-Speech-Fälle nicht kriminell und von der Meinungsfreiheit gedeckt. Eine freiheitlich demokratische Grundordnung hat auch extreme Ansichten auszuhalten. Gerade um ihnen in öffentlichen Debatten entgegentreten zu können. Man hört sie schon wieder lachen, die noch unter uns weilenden früheren Stasi-Offiziere, deren Rentenerhöhung vor Jahren im Bundestag einspruchslos zugestimmt wurde, während am gleichen Tag ein Antrag auf Erhöhung von Opferpensionen im Abfalleimer landete.

Alle Erfahrung zeigt, dass das sicherste Kennzeichen für realisierte, schöpferische Freiheit die Freude an der Verantwortung ist. Von hier aus erscheint klar, dass alle fortschrittlichen Veränderungen an die Freiheit gebunden sind. Eine allen Diktatoren und Spitzeln auf dieser Welt unheimliche, gnadenlos zu bekämpfende Vorstellung.

3.14 Frau B.-W.

Hier spielt auch die politische Traumatisierung als Jugendliche eine entscheidende Rolle. Die Traumatisierung bestimmte ihr Leben. Über Jahre funktionierte Frau B.-W. nur, bis sie begann, ihr Leben wieder in die eigene Hand zu nehmen. Davon berichtet sie.

Ich verbrachte ca. drei Jahre meines Lebens in Einrichtungen der DDR-Jugendhilfe. Davon auch von Januar bis Mai 1985 im geschlossenen Jugendwerkhof Torgau. Man hat uns dort stark traumatisiert und fürs Leben geprägt. Uns wurde nicht nur die Jugend genommen, sondern auch bis heute wurden wir in unserer normalen Entwicklung, unseren Weg im Leben sowie im Berufsleben zu finden, blockiert. Durch die damaligen Erlebnisse vermittelte man uns Angst, nahm uns Vertrauen und Träume.

Ich bin wohlbehütet aufgewachsen und erlebte dort Dinge, die mich ein Leben lang begleiten. Ob körperliche Gewalt, sexuelle Übergriffe oder Demütigungen. Heute noch bekomme ich Kiks durch Geräusche, Gerüche oder Situationen. 14,5 Jahre habe ich geschwiegen über das Erlebte. Erst nachdem ich begonnen habe, in einem projektionsübergreifenden Projekt der Caritas Saalfeld bei Manfred May (DDR-Unrecht) mich zu öffnen und darüber zu sprechen, erlangte ich mein Selbstbewusstsein wieder. Jedoch diese 14,5 Jahre habe ich verloren, da ich in dieser Zeit nur funktioniert habe. Nicht auffallen und in Angst, was falsch zu machen.

2015 habe ich meinen Berufsweg als Pflegerin gefunden und bei der Diakonie Weimar meinen Diakonieschein sowie den Spritzenschein gemacht. Normale Menschen gehen diesen Weg mit 17 – ich mit 45 Jahren. Doch durch einen Unfall und wiederkehrende Kiks konnte ich meinen Traumberuf nicht weiter ausführen. In diesem Job habe ich alte Menschen gepflegt und betreut, sodass sie nicht in ein Heim mussten. Ein Lächeln und Funkeln gab mir immer wieder zurück: Jemandem zu helfen, tut einfach gut. Diese Arbeit tat meiner Seele gut und gab mir wieder Kraft.

Seit dem 9. Januar 2020 bin ich krankgeschrieben und nicht mehr in der Lage zu arbeiten. 2023 erhielt für ein Jahr EU-Rente. 2024 bewilligte man sie mir drei Jahre. Seit 2006 mache ich Zeitzeugengespräche an Schulen und Seminare für Bildungsstätten, Stiftungen und für Deutsche Geschichte e. V. Berlin. Das ist meine Art der Aufarbeitung, darüber zu sprechen, was uns damals widerfahren ist. Somit habe ich es mir zur Aufgabe gemacht, es weiter zu tragen an die Jugend von heute. Damit dieses dunkle Kapitel der DDR-Geschichte nie in Vergessenheit gerät.

Ich war mit dabei bei der Entstehung des Heimfonds. Wir haben dort mit Politikern für die Erleichterung der Befragung für Betroffene gekämpft. Als dieser durch war, gab es mir wieder Kraft. Ebenso habe ich zweieinhalb Jahre um meinen Neffen gekämpft. Er war in einer Heimeinrichtung. Sein Vater und ich haben ihn nach einer langen Zeit aus dem Heim geholt. Auch er erlebte Schläge. Es war für mich ein Déjà-vu, von seinem Erlebten zu hören. Im Februar 2024 war die Verhandlung, wo endlich entschieden wurde, dass der Junge bei mir bleiben darf.

In den Jugendwerkhof bin ich gegen den Willen meiner Eltern gekommen. Bis heute weiß meine 89-jährige Mutti nicht alles, was ich in Torgau erleben musste. Und das wird sie auch nie erfahren. Vielleicht ist es uns auferlegt, das ganze Leben zu kämpfen. Ich werde nicht aufgeben, solange mein Herz schlägt.

Aktuelle Ungerechtigkeit ist für Frau B.-W. Normalzustand.

3.15 Frau U.

Die Familie von Frau U. wurde durch Ausreise, politische Haft und Verfolgung mehrfach getrennt. Mittlerweile kommen die noch lebenden Geschwister wieder näher zusammen. Was sie verstärkt nun beunruhigt, ist aber die politische Weltlage. Bei dieser Beunruhigung spielt die Reaktivierung früherer traumatischer Erlebnisse eine tragende Rolle.

Aus Krieg und Frieden können wir nach Frieden wieder Krieg dranhängen. Was wir jetzt erleben, das hatte ich in den 1980ern schon geahnt. Alles haben die Deutschen den Amis nachgemacht. Nur ein paar Jahre später. Die Amerikaner haben die Deutschen geleitet, ohne dass sie es merkten. Sie wurden so herangeführt, und Frieden ist es doch schon lange nicht mehr.

Kann es auch gar nicht, es ist ja auch nur Waffenstillstand. Aber wie lange noch? Der Krieg zwischen Ost und West ist wieder da. Auch die Kluft zwischen beiden Systemen.

Liebe und Hass. Das Ausmaß wurde mir erst richtig wieder bewusst seit der Coronakrise. Den Menschen Angst machen. Wir, die aus dem Ostteil kamen und im Strafvollzug waren, haben es als Erste gespürt. Anonymität wegnehmen, Gehorsam und der Hass, die Spaltung im Volk, Freundeskreis und in der Familie. Asylbewerber alles gut. Die, die politisch verfolgt waren und werden, sollen auch Asyl bekommen.

3.16 Frau T.

Frau T. verarbeitet ihre traumatischen Erlebnisse nach politischer Haft und Verfolgung in der DDR in Texten und Fotografien. Der sich anschließende Beitrag ist ein Auszug daraus.

Ich lebe in einem Land, in dem durch eine vorübergehende kriegsbedingte staatliche Zweiteilung ein Rechtssystem entstanden ist, in dem staatlich sanktioniertes Unrecht in Anlehnung an das »allgemeine Völkerrecht« als Wiedergutmachung in Form von Rehabilitation und Entschädigung in verbindliches, also einklagbares Verwaltungshandeln aufgenommen wurde. Daraus leitet sich ein Rechtsanspruch für alle nachweislich Geschädigten ab, die Opfer von politischer Verfolgung durch eine Staatsideologie waren, die sich anmaßte, das alleinige Verfügungs- und Bestimmungsrecht über die Lebens- und Denkweise seiner Bürger zu haben. Die praktische Umsetzung in der Fülle von Einzelschicksalen ist hier allerdings nicht mein Thema, dafür sind Organisationen (Verbände und Stiftungen) geschaffen worden, die andere Möglichkeiten der Einflussnahme und Mitsprache bei den jeweiligen gesellschaftlichen und staatlichen Entscheidungsträgern haben, als Einzelpersonen. In die deutsche Geschichte sind lediglich einige Auswüchse von Praktiken des DDR-Regimes als bedauerliche Rechtsbeugung eingegangen, denn die dahinter stehende Ideologie ist immer noch gesellschaftsfähig.

Was mich nun schon seit Jahrzehnten immer wieder und aus unterschiedlichen Blickwinkeln betrachtet beschäftigt, das ist die »Menschenrechtsverletzung« in tiefsten Friedenszeiten unter dem Dogma eines Staatsdiktats, das keinen Widerspruch duldete, da doch das hehre Ziel der

Friedenssicherung Programm war. Die meisten Menschen fügten sich widerspruchslos in die vorgefundenen Bedingungen ein, aber wehe denen, die sich dem kollektiv verordneten Denken entziehen wollten. Ein Entkommen war nur unter Einsatz des Lebens möglich. Aus den vielfältigen öffentlichen Dokumentationen und Vorträgen/Diskussionen ist heraus zu hören, dass die ehemaligen Verantwortlichen für die Praktiken von Bespitzelung, Zersetzung, Inhaftierung, Folter und Entzug einer menschenwürdigen Existenzgrundlage nicht bereit sind, sich öffentlichen Nachfragen und Diskussionen zu stellen. Und sich im Sinne ihres Selbstverständnisses auf ihre oder die staatlich verordnete Weltanschauung/Staatsdoktrin zurückziehen, die Rahmen, Praxishandbuch und Rechtfertigung ihres Denkens und Handelns gewesen ist. Das Dogma lässt keine Auseinandersetzung zu. Wer es aus Eigenschutz mit friedlichen Mitteln versuchte, der wurde zu einem feindlich gesinnten Element erklärt, dem das Recht auf mitmenschliche Anteilnahme und gesellschaftliches Eingebundensein aberkannt wurde. Diese Menschen befanden sich unversehens in einem Kriegszustand mit der kleinen DDR-Welt und ihren großen Zielen und Forderungen.

Für die Geschädigten wurde eine Fülle an finanziellen Hilfen und Unterstützungsangeboten geschaffen, die den Einzelnen jedoch nicht aus der Eigenverantwortung entlassen können. Meine ersten Schritte in ein selbstbestimmtes und eigenverantwortliches Leben waren nicht einfach, aber das war ja letztlich der Sinn meiner Flucht aus der dogmatischen Vereinnahmung und Umklammerung. Ich war noch sehr jung und sehnte mich sehr oft nach einer Entschuldigung, Befriedung oder einfach nur nach einem sorgenfreien Ruhekissen. Freiheit ist eben nicht nur die Entschließung aus dem Gefangensein, welcher Art auch immer, sondern auch Selbstbefreiung aus der Klage-Anklage-Falle. Das ist kein schön geebneter Weg und er findet hauptsächlich auf der innerseelischen Bühne statt, die sich der Öffentlichkeit entzieht und es immer schon getan hat. Wohl dem, der einen Weggefährten findet, sei es ein Familienmitglied, einen Freund oder einen geschulter Begleiter.

In den Jahren der Nach-Wendezeit, als die DDR-Erlebnisse mich wieder heimsuchten, weil sie nicht mehr hinter einer stark gesicherten Mauer weggesperrt waren, musste ich mich nun doch zu einer Auseinandersetzung mit dem noch in Schutzhaft befindlichen dunklen Verlies meiner Lebenszeit im jugendlichen Alter entschließen. Heute bin ich immer besser dazu befähigt, die weit zurückliegenden, quälenden und entwürdigenden Geschehnisse an die Orte zurück zu platzieren, woher ich sie über Jahrzehnte mit mir herumgeschleppt habe. Und das bringt mich wieder zum Ausgangspunkt meines Themas zurück. Ich hatte den Mut, gegen alle verordneten Regeln und Glaubensdiktate, mich selbst zu leben, meine Anlagen und Ziele, meine Stärken und Schwächen, meinen Unwillen zur Zwangsbeglückung zu erfahren, und musste folgerichtig die Erfahrungen machen, die auch heute noch meinen Alltag überschatten und zugleich bereichern. Und ein Ende ist nicht abzusehen.

Ich danke Dr. Karl-Heinz Bomberg für seine fachlich-anteilnehmende Unterstützung und Begleitung.

3.17 Herr S2

Herr S2 beschreibt sehr differenziert subtile Formen der Zersetzung an ihm während der Armee- und Berufszeit sowie seine Haltung zur heutigen Situation.

Teil 1: Die Geschichte der Menschheit ist die Geschichte von Krieg und Frieden

Prolog

Als »Baujahr« 1950 und damit fünf Jahre nach Kriegsende Geborener empfinde ich tiefe Dankbarkeit, meinen Lebensbeginn in einer Phase des Friedens gehabt zu haben. Auch glaubte ich, dass dies nun wenigstens für Europa lange so bleibt. Aktuell zeigt sich, dass dies eine trügerische Illusion war und der Krieg in der Ukraine das Potenzial zum Flächenbrand entwickelt. In meine Gedanken zu Krieg und Frieden habe ich nachfolgend Ausführungen einer Schrift des Bibliographischen Instituts Leipzig von 1969 einbezogen. Dabei handelt es sich um das *Philosophische Wörterbuch*. Berechtigt ist die Frage, weshalb ein politisch Verfolgter der ehemaligen DDR sich gerade auf die ideologischen Grundlagen des Systems bezieht, das ihn vehement verfolgte. Das kann man nur verstehen, wenn man selbst zu den Verfolgten gehört, die sich seinerzeit eben nicht als Staatsfeinde sahen und mehrheitlich auch linke Überzeugungen hatten (keine pseudolinken von heute). Wichtig ist hier die Zeit um 1968, wo es deutliche Gemeinsamkeiten der DDR-Opposition mit den linken Bewegungen Westeuropas gab. Das betraf nicht nur die Musik, die Kleidung und das Eintreten junger Menschen gegen die nicht-friedliche Nutzung der Kernenergie. Es gab lebendige Diskussionen über gesellschaftliche und philosophische Themen. Ost-Berlin war ein Zentrum und Ort vielseitiger Begegnungen. Die Mauer erlaubte leider nur einseitige Besuche. Durch die Hochschulen lebten viele junge Leute aus Westeuropa, aber auch aus anderen Ländern, in Ost-Berlin. Manche studierten in sogenannten Ausländerseminaren, wie eine spätere Freundin, die Französin war (ich werde später noch darauf eingehen). Sie hatte als Mitglied der FKP gewiss abweichende Überzeugungen zu den in der DDR geltenden Vorstellungen einer sozialistischen Ordnung. In all den Diskussionen spielten Krieg und Frieden eine zentrale Rolle.

In meiner Zeit des Abiturs warfen die sich anbahnenden Konflikte mit der DDR-Realität bereits lange Schatten voraus. Mein Lehrer für Staatsbürgerkunde benotete mich trotz meiner »staatsfeindlichen Haltung« mit »1«. Das wäre heute eher unwahrscheinlich, wo der Diskurs als Gefahr gesehen wird (als Gefahr für die Machteliten) und war auch in der DDR gewiss nicht selbstverständlich. Ich hatte Glück, das mein politischer »Gegner« als Lehrer mir gegenüber eine gewisse Toleranz zeigte und kontroverse Diskussionen zuließ. In der 11. Klasse brachte er seine Meinung mit den markanten Worten auf den Punkt: »Sie sind ein Staatsfeind, ein Anarchist, ein Bombenwerfer – Sie sind das Aushängeschild der Andreas-Oberschule.« Dabei bezog sich Bombenwerfer auf die »vielseitigen chemischen Experimente«, die zu meiner Zeit unter Jugendlichen nicht unüblich waren. Der Stabü-Lehrer erwartete, dass ich den Schulstoff wie verlangt beherrschte, und räumte mir gleichzeitig ein, meine kritische Meinung in angemessener Weise zu vertreten. Auch im Abitur erhielt ich trotz mündlicher Prüfung (die nach der Prüfungsordnung bei einer Vorzensur »1« nicht vorgesehen und damit ungesetzlich war) meine »1«.

Marxistisch-leninistische Philosophie in der DDR und die Definition von Krieg

Im *Philosophischen Wörterbuch* findet man unter anderem dazu:

> »Im vormonopolistischen Stadium des Kapitalismus führen die herrschenden Klassen Kriege, um Märkte, Rohstoffquellen und Kolonien zu erobern und unbequeme Handelskonkurrenten gewaltsam auszuschalten. Im imperialistischen Stadium des Kapitalismus dient der Krieg der Monopolbour-

> geoisie als Mittel, die bereits aufgeteilte Welt von Zeit zu Zeit entsprechend dem sich aufgrund der ungleichmäßigen ökonomischen und politischen Entwicklung des Kapitalismus ständig verändernden Kräfteverhältnis zwischen den imperialistischen Staaten neu aufzuteilen und Völker, die sich von ihrem Joch befreit und den [...] Weg einer selbstständigen nationalen Entwicklung beschritten haben, erneut zu unterwerfen [...].«

Auch wenn man diese Auffassung nicht gänzlich übernimmt, sind hier viele Parallelen zur Gegenwart zu erkennen. Weiter wird im *Philosophischen Wörterbuch* ausgeführt:

> »Die reaktionären bürgerlichen Ideologen versuchen, mit den verschiedensten Theorien das Wesen des Krieges vor den Volksmassen zu verbergen, um sie zur Passivität zu veranlassen oder ihre Aktivität in Bahnen zu lenken, die den Interessen der imperialistischen Bourgeoisie dienen. Eine wesentliche Rolle spielt dabei der Malthusianismus und die Geopolitik [...].«

Heute übernehmen die Medien einen erheblichen Anteil der Beeinflussung der Menschen, aber auch die zunehmende Ausgrenzung Andersdenkender lässt keinen sachlichen Diskurs mehr zu. Das war auch ein wesentliches Problem in der DDR, weil so wichtige Impulse für die gesellschaftliche Entwicklung verhindert wurden. Theorie und Praxis zeigten eine deutliche Diskrepanz auf, ähnlich dem Realitätsverlust von heute – als Folge von Ideologie und Indoktrination. Interessant ist auch diese Aussage im *Philosophischen Wörterbuch*:

> »Besonders intensiv wird nach dem Zweiten Weltkrieg von prominenten Vertretern der verschiedensten geschichtsphilosophischen Richtungen [...] die Idee verbreitet, daß die Souveränität der Nationalstaaten die Ursache der Kriege sei. Danach führe das diesen Staaten angeblich eigene ›dynamische‹ Wesen unausweichlich zum Kriege. Mit dieser Begründung und unter Berufung auf die aus der Entwicklung der Produktivkräfte resultierende Tendenz zur ökonomischen und politischen supranationalen Integration der kapitalistischen Staaten wird die Liquidierung der nationalen Souveränität und die Gründung eines vom USA-Imperialismus beherrschten Weltstaates gefordert und ein Krieg, um die Eroberung der Weltherrschaft, der zur Beseitigung der nationalen Souveränität aller Staaten führt, als einziger Ausweg aus der derzeitigen permanenten, vom Imperialismus ausgehenden Kriegsgefahr gepriesen [...].«

Hier weist manches bereits in Richtung Weltwirtschaftsforum und »Zukunftsvorstellungen« von Klaus Schwab wie auch anderer Ideologen. Erwähnt muss in diesem Zusammenhang werden, das die DDR sich im Einklang mit Begriffen wie Heimat und Vaterland sah. Mir ist nicht bekannt, dass es eine Position gab, den Nationalstaat aufzugeben, wie dies heute geschieht. Ob die USA als Hegemon zum Weltfrieden beitrugen, darf nach aller Kenntnis der Geschichte bezweifelt werden. Staaten wie Russland, China, Indien, viele afrikanische Staaten und arabische Länder streben heute eine multipolare Weltordnung der friedlichen Koexistenz und des Agierens auf Augenhöhe an. Das steht im Gegensatz zu den US-Interessen und den Partnern der USA. Ein Scheitern würde zu einer totalen Vorherrschaft der USA führen – den Verlust der eigenen nationalen Identität eingerechnet. Der Krieg in der Ukraine ist in diesem Kontext kein regionaler Konflikt. Ich sehe darin einen Stellvertreterkrieg um die künftige geopolitische Ordnung.

Der in den sozialistischen Staaten vertretene Gedanke vom Weltkommunismus ist nicht mit der hegemonialen Herrschaft einer Supermacht zu verwechseln. Weder Weltkommunismus noch Hegemonie sind tragfähige gesellschaftliche Konzepte. Der Hegemon braucht Kriege zum Erreichen seiner Ziele, der Weltkommunismus wird eine Illusion bleiben. Dabei bedeutet Krieg heute nicht nur einen militärischen Konflikt. Einflussnahme über NGOs, sogenannte »Farbrevolutionen« und langjährige Strategien der Beeinflussung (so über Medien und soziale Netzwerke) im eigenen Interesse spielen eine zunehmende Rolle. Sanktionen und Wirtschaftskrieg ergänzen das Arsenal. Kritiker dieser Entwicklung erleben erneut Ausgrenzung, Diffamierung und Repression.

Die nachfolgend im *Philosophischen Wörterbuch* der DDR vertretene These ist zeitlich überholt, weil nach dem Zusammenbruch des Ostblocks ein Sieg des Sozialismus im Weltmaßstab unwahrscheinlich wurde. Andererseits haben aktuell politische Entwicklungen in den westlichen Staaten durchaus Züge der scheinbar untergegangenen Gesellschaftsordnung, die totalitären eingeschlossen. Man kopiert aber nur das, was der eigenen Agenda nützt. Dazu gehören der Abbau von Freiheitsrechten und Meinungsfreiheit, aber auch wirtschaftliche Weichenstellungen, die weder eine Mehrheit in der Bevölkerung finden, als auch wissenschaftlich-technisch fundiert sind. Dafür steht zum Beispiel die Politik der GRÜNEN.

Ich zitiere noch einmal das *Philosophische Wörterbuch* der DDR: Ersetzt man im nachfolgenden Abschnitt zum Thema Krieg »Antikommunismus« durch »Staaten, die nach Unabhängigkeit streben«, ergibt sich ein interessanter Ansatz:

> »Die weitaus verbreitetste Methode zur Rechtfertigung imperialistischer Kriege ist der Antikommunismus. Aus der angeblichen Existenzbedrohung, die sich für die Menschheit mit dem Sieg des Sozialismus im Weltmaßstab ergibt, leiten die aggressivsten bürgerlichen Ideologen und Politiker das moralische Recht, ja die Verpflichtung für die imperialistischen Staaten ab, sich in die inneren Angelegenheiten aller anderen nichtsozialistischen Staaten einzumischen und jegliche progressive, demokratische Bewegung gewaltsam zu restaurieren. Mit der genannten verlogenen Begründung haben sich die USA-Imperialisten nach dem zweiten Weltkrieg die Rolle eines Weltgendarms angemaßt, verschiedene imperialistische Kriege direkt oder indirekt (vermittels dritter Staaten) entfesselt, um sich auf diese Weise Schritt für Schritt die Weltherrschaft anzueignen [...].«

In diesem Kontext steht auch der Ukraine-Krieg. Viele Grüne und Linke haben sich von den einst pazifistischen und freiheitlichen Idealen abgewandt und stehen heute eher für Eskalation, als für diplomatische Lösungen. Bei einigen spürt man eine gewisse Kriegsbegeisterung. Das finde ich verstörend. In der DDR kannte ich viele Bausoldaten, die den Dient mit der Waffe verweigerten. Dafür hatte ich Verständnis, wenngleich ich die Verteidigung des Staats nie prinzipiell abgelehnt habe. Mein Konflikt bestand darin, dass ich nach einer Auseinandersetzung 1967 mit Stasi-Leuten in der Karl-Marx-Allee/Strausberger Platz in Ostberlin, die zu einem (später eingestellten) Ermittlungsverfahren führte, mein geplantes Physikstudium in Dresden nicht aufnehmen konnte. Man verlangte eine dreijährige Verpflichtung bei der NVA. Ich habe Monate mit einer Entscheidung gerungen und den Dienst dann angetreten. Ich verpflichtete mich als Rechner und Zeichner bei den Raketentruppen (als gute Voraussetzung für das Physikstudium). Das Wehrbezirkskommando manipulierte durch Täuschung die Verpflichtung und ich wurde an der Unteroffiziersschule zum Aufklärer ausgebildet. Nach Eingaben an den Staatsrat der DDR und das Ministerium für Nationale Verteidigung wurde ich nach unglaublichen Schikanen vom dreijährigen Dienst entpflichtet.

Mehrere Unfälle und ein langer Lazarettaufenthalt mit Dienstuntauglichkeit (sieben Monate) führten zu einer vorzeitigen Entlassung und Aufnahme des Studiums (in Berlin). Die Ereignisse bei der NVA habe ich in einer NVA-Unfallchronik niedergeschrieben, für die sich weder die Stiftung Aufarbeitung DDR, noch andere Institutionen wie das Zentrum für Militärgeschichte und Sozialwissenschaften der Bundeswehr (seinerzeit Militärgeschichtliches Forschungsamt) jemals interessierten. Die Erfahrungen bei der NVA, insbesondere auch im Hinblick auf das Leid durch Verletzungen (u. a. Ausbildungsunfälle) haben mich wie auch die Diskussionen der »68er« sehr geprägt. Und sie haben mich für die Verantwortung sensibilisiert, Krieg, Leid und Verletzung durch Militär und Konflikte mit allen Möglichkeiten zu verhindern.

Wie sehr extreme Verhältnisse beim Militär auch die Psyche der Soldaten und die daraus resultierenden Handlungen beeinflussen, war insbesondere in den Einheiten des Militärbezirks Torgelow-Eggesin-Karpin zu spüren. Die Regimentsstäbe instrumentalisierten hier besonders brutal die älteren Diensthalbjahre gegen die »Neuzugänge«. Man nannte es »Selbsterziehung der Truppe«. Nicht selten führte die damit verbundene Gewalt zu Verletzungen, auch Fälle von Selbstmord waren die Folge. Eine Aufarbeitung erfolgte nicht. Ich empfehle zur Vertiefung den Roman von Dirk Brauns *Im Inneren des Landes*, der nicht zufällig in dieser Militärregion angesiedelt ist. Obwohl fiktiv, spiegelt er sehr real die Geschehnisse dort wider. Aktuell finde ich es besonders inakzeptabel, dass Menschen, die nie gedient oder eine Kaserne von innen gesehen haben, eher zur Konflikteskalation, als zur Beilegung im Ukraine-Konflikt tendieren. Beschäftigt man sich mit Berichten unabhängiger Journalisten von der Front in der Ukraine, zeigen manche Erfahrungen aus der NVA-Zeit Parallelen auf. Extreme Situationen in der Ausbildung oder an der Front führen vermehrt zu extremen Verhaltensweisen. Kriegsrecht wird gebrochen. Eine gedankliche Vertiefung kann in diesem Rahmen nicht geleistet werden.

Der NVA-Unfall und auch die Zeit um 1968 haben mich wie beschrieben bis heute sehr beeinflusst. Man kann aber weder die Zeit zurückdrehen noch anderen ähnliche Erfahrungen durch Krieg oder Militärdienst wünschen. Das verbietet die Menschlichkeit. Notwendig ist eine Auseinandersetzung mit den Ursachen von Kriegen und einer Vermeidung dieser. Und es ist wichtig zu erforschen, wie Kriege die Menschen und auch die gewählte Politik verändern. Das wird aktuell leider sehr deutlich. Betrachtet man die geopolitischen Zusammenhänge und das geostrategische »Spiel« dahinter, findet man deutliche Parallelen zu den Ausführungen im Philosophischen Wörterbuch der ehemaligen DDR zu den Ursachen von Kriegen. Deshalb habe ich die Zitate vorangestellt.

Ich möchte meine Ausführungen noch mit einigen biografischen Notizen ergänzen. Es ist anzumerken, dass die Linken um 1968 und auch in den Folgejahren sehr kontrovers diskutierten und den Diskurs zuließen. Ganz anders zeigt sich das heute. Ostberliner hatten regen Kontakt zu Linken aus Westdeutschland, Westeuropa oder Lateinamerika. Das war eine Bereicherung. Die Staatssicherheit machte sich dies zunutze. Viele der in der DDR lebenden oder studierenden jungen Menschen wurden IM der Stasi. Das betraf auch meine Kontakte. Da vieles, das später durch Einsicht in die Stasiunterlagen bekannt wurde, seinerzeit verborgen blieb, hat es die Kontakte nicht getrübt. Sie blieben in dieser Zeit durch den intensiven Meinungsaustausch zu Fragen der Politik, gesellschaftlicher Themen wie auch zur Friedenspolitik eine Quelle unterschiedlicher Ideen. Dieser Diskurs fehlt heute fast völlig, weil durch bewusst geschaffene Gräben und gesellschaftliche Spaltung diese Diskussionen über die unterschiedlichen politischen Lager hinweg kaum noch stattfinden. Genau so wie das in einer Gesellschaft selbst zur Eskalation anstatt Befriedung führt, kann man das auch auf die Geopolitik übertragen. Eskalation und Krieg sind immer auch Folge von fehlendem Diskurs, das heißt fehlender Gesprächsbereitschaft, Diplomatie und mangelndem Verhandlungswillen. Das bedeutet nicht, dass Kriege, wie zuvor ausgeführt, keine tieferen Ursachen und Wurzeln haben und wohl leider zur Geschichte der Menschheit dazu gehören. Viele junge Menschen wollten das um 1968 ändern – doch die Geschichte hat sie eines Besseren belehrt.

Zu den erwähnten »Westkontakten«, die von der Staatssicherheit als IM verpflichtet wurden, gehörte mein Freund IM »Felix«, nennen wir ihn »O«. Er hatte als Redakteur bei der *Wahrheit* in Westberlin gearbeitet. In Ostberlin bot man ihm eine Stelle als Redakteur beim *ND (Neues Deutschland)* an. Er wollte aber die Bedingungen in der DDR-Produktion kennen lernen und begann eine wirklich schwere Arbeit in der Drahtseilerei im KWO (Kabelwerk Oberspree). Wiederholt habe ich ihn dort heimlich besucht. Ich habe seine Entscheidung sehr bewundert und denke, dass er dies auch ehrlich gemeint hat. Seine Zuträgerei an die Stasi bezog sich eher auf intellektuelle und künstlerische Kreise. So entstand eine sehr »spezielle« Partyszene in Ostberlin, wo »O« eine Rolle innehatte. Es gab neben dem durchaus wilden Partygeschehen viele leidenschaftliche Debatten, so eben auch zu den Vorstellungen einer nicht-kapitalistischen Gesellschaft oder zu Friedensaktivitäten. Das war wie beschrieben sehr prägend und manchmal vergaß man dabei, dass man sich in Ostberlin befand und eine Reise in den

Westen, die für »O« und andere kein Hindernis bedeutete, einem selbst verwehrt war. »O« hat die DDR wieder verlassen und besuchte mich noch einmal in Ostberlin. Er hatte sich von seinen linken Ideen getrennt und einen Modesalon in Paris eröffnet. Von seiner IM-Tätigkeit erfuhr ich erst aus meinen Stasiakten. Heute kann ich wenigstens Menschen wie ihm vergeben, denn er hat viel am Beispiel einer »realen« sozialistischen Gesellschaft dazugelernt – und ich habe bei ihm viel von der westlichen Linken und ihren Ideen erfahren. Die Akten haben nichts über seine möglichen Denunziationen ausgesagt, weil sie nur einen Hinweis auf den IM »Felix« gaben.

Die Opposition der DDR war eher links geprägt, was heute nicht immer verstanden und gern auch anders dargestellt wird. Man wollte die DDR demokratisch reformieren und Freiheiten, wie auch die Reisefreiheit und ein Mitspracherecht, als Menschenrecht beanspruchen. Zu den zahlreichen Kontakten zu meist jungen Menschen aus westlichen Ländern gehörte ein Freund aus den USA. Er hatte als angehender Arzt im Vietnam-Krieg Verwundeten auf beiden Seiten geholfen und danach sein Studium abgeschlossen. Das berührt mich bis heute. Wie viele dieser DDR-Westkontakte Stasi-IM waren, lässt sich wegen fehlender Akten schwer beziffern.

Unvergessen bleibt eine Freundin, die aus Frankreich in die DDR kam, um in einem sogenannten Ausländerseminar an der Humboldt-Uni Germanistik zu studieren. Sie kam aus bürgerlichem Hause, die Eltern waren Professoren an der Sorbonne. Sie selbst war Mitglied der FKP (Kommunistische Partei Frankreichs) und der Gewerkschaft CGT (Confédération générale du travail). Sie schmuggelte verbotene Bücher in die DDR, die immer weiter gegeben wurden und somit eine Lücke in der zensierten Literatur schlossen. Nach anfänglich wenigen Exemplaren, die sie in Westberlin kaufte und nach Ostberlin schmuggelte, hatte sie das Ganze mithilfe von Kontakten zur Französischen Botschaft in Ostberlin ausgeweitet. Inwieweit die Stasi von diesen Kontakten wusste, oder sie gar benutzte, um das Netzwerk der Opposition aufzudecken, bleibt ein Geheimnis, weil mir keine Akten vorliegen. Meine französische Freundin, nennen wir sie »S« wie Silvianne, hat mich zu den angesprochenen Themen nachhaltig geprägt. Sie verkörperte das Ideal einer demokratischen Gesellschaft linker Prägung, mit allen Widersprüchen zur »realen« DDR-Gesellschaft. Auch wenn davon bei den Pseudolinken von heute nichts mehr zu spüren ist und sich viele Ideale als nicht umsetzbar erwiesen, blieb die Sehnsucht nach einer friedlicheren und menschlichen Welt.

Während meiner Tätigkeit beim Fernsehen der DDR, die durch einen »Operativen Vorgang« der Stasi beendet wurde, lernte ich gegen alle heute verbreiteten Ansichten viele kritische Künstler und Intellektuelle der DDR kennen. Neben Maoismus-Vorwürfen (die in der DDR als Revisionismus galten und unnachgiebig geahndet wurden) hatte ich beim Fernsehen meine Unterschrift für die Ausbürgerung von Wolf Biermann verweigert, der seinerzeit ein Vorbild für viele DDR-Oppositionelle war. Heute ist er das längst nicht mehr, was ich hier nicht vertiefe.

Die Stasi hatte zunehmend Schwierigkeiten, die Überwachung der Mitarbeiter zu sichern, weil es im Gegensatz zu mancher Ausnahme viele kritische Köpfe gab. Empfohlen sei hier das Buch *Operation Fernsehen*. In meiner Zeit im Bereich Unterhaltung/Ernste Musik war eine Begegnung mit einem Musikredakteur prägend, der aus Westberlin zur Arbeit nach Adlershof kam und später in Ost-Berlin wohnte. Ich darf davon ausgehen, dass auch er IM der Stasi war. Seinerzeit habe ich manches aus Nichtwissen noch unterschätzt. So waren auch unsere Diskussionen wertvoll, weil er mir sehr viel »Westerfahrung« vermittelte und auch fachlich hochkarätige Arbeit geleistet hat. Es ist ausgesprochen bedauerlich, dass viele dieser Staakten vernichtet wurden, die zum vertiefenden Verständnis hätten beitragen können.

Die wenigen Beispiele stehen für zahlreiche andere Kontakte, die ein eigenes Buch füllen würden. Wie gesagt hatte die Friedensbewegung in der DDR viele Gemeinsamkeiten mit der in westlichen Ländern. Das Motto »Schwerter zu Pflugscharen« wurde auch von einem Teil der Westlinken übernommen. Grafiken von Christus, der ein Gewehr zerbricht, wurden in unterschiedlichen Varianten (oft als Siebdruck) verbreitet. Auch von mir. Dass gerade heute Teile der GRÜNEN und der »Neu«-Linken sich so weit von ihren Wurzeln verabschiedet haben, wäre sicher eine Analyse wert, die in diesem Rahmen nicht geleistet werden kann. Und weil sich die Geschichte wiederholt, bleiben Phasen von Krieg und Phasen von Frieden die Begleiter der Menschheit. Ich bin dankbar, dass ich trotz schwerer Verfolgung in der ehemaligen DDR als junger Mensch die Chance hatte, durch sehr unterschiedliche Menschen viel zu lernen. Auch wenn der Rückblick wehmütig ist. Es macht mich traurig, dass die westliche Gesellschaft aktuell wenig Resilienz gegenüber totalitären Tendenzen aufweist. Hier muss ich meine frühere Fehleinschätzung einräumen.

Die kurz skizzierten Freundschaften waren Episoden, weil viele die DDR wieder verließen, verlassen mussten oder es andere Gründe gab.

Ohne Akten kann das nicht geklärt werden. Zu viel Brisantes wurde vernichtet. Es ist mein Anliegen, mit diesen Ausführungen etwas zum Dialog unterschiedlicher politischer Positionen beizutragen. Denn nur Dialog kann extreme Entwicklungen wie Kriege wenigstens phasenweise verhindern. Und gesellschaftlicher Fortschritt kann nicht diktiert werden, er wird immer das Ergebnis vom Austausch unterschiedlicher Positionen sein.

Dieser Meinungsaustausch fehlt heute wieder allzu oft und Andersdenkende geraten wieder schnell in den Fokus staatlicher Kontrolle. Diese Entwicklung kann aus meiner Erfahrung heraus nur scheitern und nimmt der Gesellschaft die Kraft und Fähigkeit, Konflikte nachhaltig zu lösen. Auch die Friedens- und Entspannungspolitik hat dadurch schweren Schaden genommen. Die »alte« Bundesrepublik, in die ich nach jahrelangem Ausreiseantrag einst voller Hoffnung kam, ist längst Geschichte. Das zu ignorieren, käme Selbstbetrug gleich.

Ich ergänze meine Ausführungen zu »Krieg und Frieden« nachfolgend noch mit gekürzten Fassungen von zwei Referaten – der »Chronik eines NVA-Unfalls« und zum »Fernsehen der DDR«.

Nach 33 Jahren unzureichender Aufarbeitung der ehemaligen DDR und ihrer Kader zeigen sich die Folgen als Defizite. Die Stiftung zur Aufarbeitung der SED-Diktatur war an dem folgenden Thema nicht interessiert. Gleiches trifft für das Zentrum für Militärgeschichte und Sozialwissenschaften der Bundeswehr (ZMSBw), vormals Militärwissenschaftliches Forschungsamt, zu. Alle weiteren Bemühungen würden Listen füllen und können hier nicht aufgeführt werden. Einzig das Stasi-Unterlagen-Archiv Neubrandenburg zeigte vor Jahren Interesse. Dort habe ich vor längerer Zeit ein Referat mit Auszügen aus der nachfolgenden NVA-Unfallchronik gehalten. Erwähnen möchte ich als Leseempfehlung nochmals den Roman *Im Inneren des Landes* von Dirk Braun, der eigentlich eine fiktive Geschichte ist, aber erstaunlich genau die Verhältnisse bei der NVA beschreibt und nicht zufällig im Militärbereich Torgelow-Karpin-Eggesin, wie auch die NVA-Unfallchronik, angesiedelt ist. Ein Roman kann keine Aufarbeitung leisten, die detailgenaue Kenntnis und Beschreibung ist aber eine wichtige Quelle zum Verständnis der Verhältnisse in der NVA im genannten Bereich der NVA, der eine ganze Region geprägt hat.

Die aktuelle Kriegsgefahr in Europa ist durch das Fehlen jeglicher Diplomatie im Ukraine-Krieg und die permanente Eskalation durch einige politische und mediale Kreise so hoch wie selten zuvor in der Zeit nach 1945. Deshalb möchte ich mit der Chronik auch für das Thema Militär,

Unfälle und Leid durch Krieg sensibilisieren. Gerade diejenigen, die einerseits nie gedient haben, heute jedoch bei der Eskalation und der Verweigerung einer diplomatischen Lösung ganz vorn dabei sind, möchte ich mit der Veröffentlichung der Chronik ansprechen.

Teil 2: Chronik eines NVA-Unfalls

»Die Gerechtigkeit wohnt in einer Etage, zu der die Justiz keinen Zugang hat.«

Friedrich Dürrenmatt

»Die einen Schlag erhalten, werden leicht bitter. Ken-jeh sagte zu Lai-tu: »Ich will zusehen, daß Du keinen Schlag erhältst, so sieh du zu, dass du nicht bitter wirst.«

Bertolt Brecht

Prolog (1967–1968)

Die »Chronik eines NVA-Unfalls« ist keine Fiktion. Sie ist die Geschichte von Herrn B. Ich habe sie Geschichte von Herrn B. genannt, weil das Schreiben in der Ich-Form schwer traumatisierend war und es mir leichter fiel, wenn ich es in die dritte Person »delegierte«.

Um die Chronik zu verstehen, muss man die Vorgeschichte kennen. Im Jahr 1967 lebte Herr B. in Ostberlin, war Schüler am Gymnasium und 17 Jahre alt. Wer oberflächlich diese Zeit betrachtet, denkt bei Demonstrationen der 68er eher an Westberlin und andere westeuropäische Städte. Das ist jedoch weit gefehlt. Auch in Ostberlin gingen Schüler, Studenten und junge Arbeiter auf die Straße, wobei die Themen, die Ideale, die Literatur und natürlich die Musik denen der West-68er ähnlich waren, wenngleich spezifisch eine Auseinandersetzung mit dem »real existierenden« Sozialismus der DDR im Fokus stand.

Am 7. Oktober 1967, dem Staatsfeiertag der DDR zu ihrer Gründung, kam es in den Abendstunden am Strausberger Platz erst zu verbalen Auseinandersetzungen mit Mitarbeitern der Staatssicherheit der DDR und anschließender Gewalt. Die Demonstration wurde brutal aufgelöst und zahlreiche Teilnehmer verhaftet. Es wurde unter anderem landwirtschaftliches Gerät, das zeitgleich auf einer Ausstellung im Bereich der Karl-Marx-Allee zu sehen war, gegen die Demonstranten eingesetzt. Ich verzichte in der gekürzten Fassung auf die Beschreibung der Verhöre und physischen Maßnahmen. Die vollständige Fassung ist im Internet zu finden.

Die Folge der Ereignisse war ein Ermittlungsverfahren gegen Herrn B. Herr B. wollte in Dresden ein Physikstudium aufnehmen und hatte am 11. Oktober 1967 (also vier Tage nach dem »Vorfall«) seine Aufnahmeprüfung in Dresden. Fachlich gab es gegen die Aufnahme des Studiums keine Einwände. Nach der Aufnahmeprüfung »baten« zwei Mitarbeiter des MfS, die im Nebenraum warteten und die Aufnahmeprüfung verfolgten, um ein Gespräch. Sie »empfahlen« wegen der »Unreife seiner sozialistischen Persönlichkeit« eine Verpflichtung als Zeitsoldat (drei Jahre) bei der Nationalen Volksarmee – danach könne sich B. erneut bewerben und hätte dann sicher eine gute Chance, sein Physikstudium aufzunehmen. Es ist davon auszugehen, dass die Mitarbeiter des MfS bereits über den Vorfall vom 7. Oktober informiert waren und B. allgemein für politisch unzuverlässig hielten.

1968 machte Herr B. sein Abitur. Etwa ein halbes Jahr war vergangen und Herr B. hatte zu entscheiden, ob er auf den »Vorschlag« einer dreijährigen Verpflichtung bei der NVA eingeht. Als politisch unbequemer Zeitgeist, der bereits als Jugendlicher mit dem DDR-System kollidierte, hätte er sich klar gegen einen solchen Dienst entschieden. Es gab in seinen Überlegungen aber auch Gründe, die zu bedenken waren. Ohne den »Umweg« gab es wohl kaum eine Möglichkeit, das Studium aufzunehmen. Der Kompromiss konnte nach Auffassung von Herrn B. aber nur dann etwas taugen, wenn er in dieser Zeit gleichzeitig auch Möglichkeiten der Qualifikation und Vertiefung von Fachwissen als Vorbereitung auf das Studium erhielt, weshalb er sich nach langem Ringen für einen Einsatz als »Rechner und Zeichner« der Raketentruppen entschied. Herr B. sollte aber für diese jugendliche Naivität bestraft werden. Wenige Wochen vor dem Armeeantritt teilte ihm das Wehrkreiskommando Berlin-Prenzlauer Berg in einem Gespräch mit, das es eine »Umstrukturierung« in der NVA gab und er seine Verpflichtung entsprechend erneuern müsse. B. sah keinen Grund, der Aussage des Wehrkreiskommandos zu misstrauen, was sich als fataler Fehler herausstellen sollte. Vor seiner Einberufung geriet Herr B. erneut mit den politischen Verhältnissen der DDR in Konflikt.

Er war im Sommer 1968 mit einem Freund in Ungarn. Auf der Rückreise über Prag wurde er mit der Bürgerrechtsbewegung der CSSR konfrontiert und begeisterte sich spontan für die Ziele der Bewegung. Nach seiner Rückkehr nach Ostberlin erfolgte eine Verhaftung und Verbringung in die Volkspolizeidienststelle am Senefelder Platz. Wegen des Tragens der CSSR-Flagge und weiteren staatsfeindlichen Symbolen der Bürgerrechtsbewegung der CSSR wurden Ermittlungen eingeleitet, die Herrn B. egal waren, weil er glaubte, dass seine Einberufung im November 1968 für die Sicherheitsorgane von höherem Interesse war. Das sollte auch so eintreffen.

Kapitel I (1968–1969)

Anmerkung: Die Chronik hier umfasst nur eines von drei Kapiteln (II und III beschreiben den Verlauf nach seiner Übersiedlung nach Westberlin und die Rentenproblematik für Unfallopfer der NVA in der Bundesrepublik).

Am 4. November 1968 trat Herr B. seinen Dienst bei der Nationalen Volksarmee an. Er landete bei seiner Einberufung aber nicht bei einer Einheit der Raketentruppen, sondern im Artillerie-Regiment 5 der NVA. Seine Verpflichtungserklärung erwies sich als Tücke, wie ich nachfolgend ausführen werde. Darüber hinaus war aufgrund der politischen Unruhen in der CSSR und der Besetzung durch Truppen des Warschauer Paktes die Gefechtslage bei der NVA extrem angespannt. Herr B. sah sich bereits in den ersten Tagen Schikanen ausgesetzt, die über das »normale Maß« hinausgingen, das andere zu ertragen hatten. Er hatte das Thema seiner Verpflichtung für die Raketentruppen der NVA angesprochen. Herr B., der nun Genosse B. war, wurde zum Regimentsstab zitiert.

Dort teilte man ihm mit, dass er aufgrund seiner guten gesundheitlichen Verfassung als Aufklärer vorgesehen ist. Genosse B. widersprach und verwies auf seine Verpflichtungserklärung. Die Situation eskalierte und wurde in dem markanten Ausspruch: »… wenn Sie jemals eine Einheit der Nationalen Volksarmee verlassen sollten, werden Sie winseln wie ein räudiger Hund …« auf den Punkt gebracht. Die Drohung war klar und verständlich. Genosse B. kam nach der Grundausbildung an die Unteroffiziersschule in Weißkeisel – gegen seinen Willen und seinen Verweis auf die unterschriebene Verpflichtung für die Raketentruppen als Rechner und Zeichner. Während der Grundausbildung hatte Herr B. einen einmaligen Kurzurlaub (Weihnachten 1968) – dieser sollte der letzte sein. Den Rest seiner Dienstzeit bekam Herr B. weder Ausgang noch Urlaub – was einer »Ersatzhaft/Lagerhaft« von zwölf Monaten gleichkam.

Fachlich hatte Herr B. an der Unteroffiziersschule gute Noten und versuchte sich in seiner aussichtslosen Situation zurechtzufinden. Gleichzeitig verfolgte er aber auch hier seine Absicht, sich aufgrund des Bruchs der Vereinbarung durch die NVA auf die Zeit des Grundwehrdienstes zurück zu verpflichten, die anstelle der 36 Monate 18 Monate betrug. Seine Bemühungen führten bereits in der Grundausbildung zu Drangsalierungen und der Durchsetzung sogenannter »Sonder-DVs« wie 22-Stunden-Diensten, die unvorstellbaren zermürbenden Charakter hatten. Neben der »normalen« Ausbildung gingen diese bis 2 Uhr nachts zum Beispiel mit dem »Anfeuern« der Öfen im Regimentsstab, von denen es unzählige gab. Ab 4 Uhr früh war er mit der Schneebeseitigung des Objekts beschäftigt. Ein Ausbilder nannte ihn zynisch »Mokusch«, was ungarisch das Eichhörnchen bedeutet. Mit Sprüchen wie: »Mokusch, ich mache Dir Licht ans Rad, bis Dir das Wasser in der Arschkimme kocht …« wurden die Drangsalierungen auch verbal untermauert. Der harte Winter 1968/69 mit meterhohen Schneeverwehungen im Norden der DDR machten die Lage noch aussichtsloser. Soldaten und Unteroffiziersschüler arbeiteten rund um die Uhr bis zur Erschöpfung gegen die Folgen der Wetterereignisse. Dazu kam die »Beliebtheit von Mokusch«, der diese Härte besonders zu spüren bekam. Auf weitere Vertiefung der »Maßnahmen kann ich in der gekürzten Fassung nicht eingehen. Manches übersteigt für Außenstehende auch das Erträgliche.

Da Herrn B. trotz aller Schikanen der Glaube an eine gewisse Rechtsstaatlichkeit in der DDR noch nicht genommen war, machte er Eingaben an den Staatsrat und das Ministerium für Nationale Verteidigung der DDR, um seine Entpflichtung zu erreichen. Über Wochen hörte er dazu nichts. Dann wurde er zum Regimentsstab der Unteroffiziersschule zitiert, wo ihm seine Briefe vorgelegt wurden. Da er ja weder in den Ausgang, noch in den Urlaub kam, war er auf den Briefkasten in der Dienststelle angewiesen und konnte diese nicht rausschmuggeln. Der Kommandeur legte ihm seine Briefe vor und vermerkte: »Genosse Unteroffiziersschüler, glauben Sie, das Ihre Briefe »ungelesen« unsere Dienststelle verlassen würden?« Die Folge war eine weitere Ausweitung der Schikanen.

Es gelang ihm mithilfe eines Kameraden, seine Briefe aus dem Objekt zu schmuggeln, die in einem Nachbarort eingesteckt wurden. Er wurde offenbar auf Intervention des Staatsrats der DDR und des Ministeriums für Nationale Verteidigung entpflichtet und kam zurück in die Einheit seiner Grundausbildung. Die Offiziere konnten nur schwer mit der Tatsache umgehen, dass sich Herr B. mit seinem berechtigten Anliegen durchgesetzt hatte. Nunmehr folgten erneut heftige Drangsalierungen und eine Inhaftierung im Knast Karpin. Er hatte den Luxus der Einzelhaft in einer Art »Hundehütte« mit dunkelgrünen Wänden und einer Holzpritsche, die am Tag an der Wand verschlossen wurde.

Auch das »EK-(Un)Wesen« (EK = Entlassungskandidat) hatte es in der Region Torgelow-Karpin-Eggesin zu besonderer Reife gebracht und wurde von den Vorgesetzten zur sogenannten »Selbsterziehung der Truppe« eingesetzt. Tägliche Prügel und EK-Rituale gehörten dazu. Nicht selten führte auch das zu Verletzungen der Kameraden der ersten beiden Diensthalbjahre.

Auch ein Hieb mit dem Lederkoppel durch einen Ausbilder kam nicht selten vor. Gern »bedienten« sich die Ausbilder auch an den von der Familie gesandten Paketen mit hausgemachter Wurst oder Kuchen. Durch »freiwilliges Schenken« versuchte mancher Kamerad, sich die Gunst des Ausbilders zu sichern. Bei Stubendurchgängen wurden die Schikanen fortgesetzt. Nicht selten wurde eine gesamte Unterkunft verwüstet und das Aufräumen begann aufs Neue. Spinde wurden durch Ankippen entleert, aber immer noch besser, als zusehen zu müssen, wie Kameraden (oder man selbst) in diesen »hineingeschlagen« wurden – diese Prozedur überließ man gern den EK. Auch hier erlaubt mir die Kurzfassung keine weitere Vertiefung. Von weiteren Drangsalierungen wie »Feuerwache stehen« und »Hundebellen« soll an dieser Stelle nicht berichtet werden. Manches davon übersteigt die Grenze des Sagbaren.

Am 2. Juni 1969 kam es zu einem schweren Ausbildungsunfall während der Gefechtsausbildung und Wiederholungsunfällen am 11. August sowie am 13. September 1969. Der Unfall passierte im Bereich des Übungsgeländes Jägerbrück in unmittelbarer Nähe des AR-5. Herrn B. (Genossen B.) wurde nach dem ersten Unfall am Unfallort medizinische Hilfe verweigert. Er war dort längere Zeit bewusstlos. Erst später konnte er sich durchsetzen und wurde in den Med-Punkt verlegt. Als sich auch nach Tagen das Beschwerdebild nicht verbesserte, sondern verschlechterte, wurde Genosse B. nach Ückermünde ins NVA-Lazarett gebracht. Hier folgten sehr schmerzhafte operative Eingriffe und Punktionen. Im Lazarett Ückermünde wurde Genosse B. mit den schweren Leiden seiner Kameraden konfrontiert – Ausbildungsunfällen, Unfällen durch »Spielereien« mit Waffen, schweren Infektionen, offenen Wunden und Osteohelcosis (»Knochenfraß«), Amputationen ...

Trotz Dienstuntauglichkeit und wiederholten Aufenthalten im Lazarett über sieben Monate wurde er zu Verrichtungen gezwungen, die zu weiteren Unfällen führten. Dazu kam psychische Repression, in dem vor seinem Krankenzimmer Gespräche über mögliche »Behandlungen/Operationen« inszeniert wurden. Nach Monaten des Martyriums hatte eine Gutachterkommission über seine Entlassung zu entscheiden. Es wurde ihm eine 100%ige Dienstuntauglichkeit für ein Jahr bescheinigt, die später auf Lebenszeit verlängert wurde. Die Kommission tagte im Regimentsstab des AR-5, wo Genosse B. bereits zu Beginn seiner Dienstzeit »prägende Erfahrungen« (Stichwort: »winselnder Hund«) gemacht hatte. Zu seinem Erstaunen bot man ihm einen Stuhl an, nachdem einer der Gutachter darum bat. Er wurde im Dezember 1969 nach 13 Monaten vorzeitig aus der NVA entlassen. Mit seinem schweren Leiden wurde er vor die Tore des AR-5 (mitten im Gelände) gesetzt und musste nun zusehen, wie er zur elterlichen Wohnung nach Berlin kam. Er hatte keine Gehhilfe und wurde auch nicht zum nächsten Bahnhof gebracht. Aber es war aus Genossen B., einem Unteroffiziersschüler, Aufklärer und nun Kanonier, wieder Herr B. geworden und sein Gefühl der Freiheit in der herbstlich mecklenburgischen Waldluft war trotz der Schmerzen unbeschreiblich. Zu diesem Zeitpunkt dachte Herr B. noch nicht daran, dass sich sein Leben von diesem Tag an grundlegend verändert hatte. Nie wieder würde er ohne Schmerzen und körperliche Beeinträchtigung leben können. Der Laufschritt in Torgelow war für ihn der letzte – Rennen, Tanzen und Springen waren für den nun 19-Jährigen Erinnerungen an seine Kinder und Jugendzeit und würden es für immer bleiben.

Er bekam die Anerkennung der Behinderteneigenschaft und bezog eine Unfallrente. 1970 begann er sein Physikstudium in Berlin. Von 1977 bis in die 80er Jahre war Herr B. wiederholt Patient in Bad Salzungen. Er hatte das Glück, über einen persönlichen Kontakt den Leiter der Gesundheitseinrichtungen zu kennen, der ihn an Fachärzte in einer katholischen Klinik Dermbach (Rhön) vermittelte. Allein das wäre ein eigenes Kapitel. In der ungekürzten Fassung habe ich dazu mehr notiert.

In Dermbach wurde er mit Arteparon behandelt, das man ihm über persönliche Kontakte aus der Bundesrepublik besorgt hatte. Arteparon kam später wegen schwerer Nebenwirkungen in die Schlagzeilen und führte auch zu Todesfällen. Zum Zeitpunkt der Behandlung von Herrn B. waren diese jedoch nicht bekannt.

Im Jahr 1983 reichte Herr B. eine Schadensersatzforderung gegen die NVA ein und suchte rechtlichen Beistand. In Kreisen der Opposition der DDR wurden dafür ausgewählte Anwälte »gehandelt«. Dazu gehörte auch der Anwalt Lothar de Maizière. Dieser empfing Herrn B. in seiner Kanzlei und nahm sich der Sache an. Bei einem weiteren Gespräch lehnte der Anwalt das Mandat mit der Formulierung ab: »Verlassen Sie mein Büro.« Eine Begründung erfolgte nicht. Was in der Zwischenzeit geschehen war, soll hier nicht spekuliert werden. Nach der sogenannten Wende bekannt gewordene Vorwürfe könnten hier eine Erklärung sein. Ganz sicher hatte die DDR-Nomenklatura kein Interesse an einem Verfahren des B. gegen die DDR und ihre NVA. Jeder DDR-Anwalt führte solche Verfahren deshalb auch nicht unabhängig.

Zur Unterstützung seines Anliegens fuhr Herr B. nach Strausberg bei Berlin in das Ministerium für Nationale Verteidigung zur Eingabensprechstunde der Bürger und Soldaten. Das Gespräch mit ihm führte der Stellvertreter des Ministers für Nationale Verteidigung und Chef der Politischen Hauptverwaltung, Heinz Keßler. Er sicherte Herrn B. eine Klärung zu. Das Gespräch im Ministerium für Nationale Verteidigung verlief wider Erwarten sachlich und konstruktiv. Ein anderer Anwalt übernahm das Mandat und führte die Klage zum Erfolg.

Nach seiner späteren Übersiedlung nach Westberlin interessierte sich niemand für das Erlebte, auch die zuvor angeführten Institutionen nicht. Deshalb ist es besonders unverständlich, dass unser Land aktuell die Bereitschaft zeigt, an die Stelle von Diplomatie auf »Frieden durch Waffen« zu setzen und Menschen diffamiert, die sich für Frieden und die Beilegung von Konflikten durch Verhandlungen einsetzen. Die Friedenspolitik der »alten« Bundesrepublik hatte für Entspannung gesorgt, die deutsche Wiedervereinigung nach der sogenannten Wende machte Hoffnung auf dauerhaften Frieden. Diese Hoffnung hat sich leider nicht erfüllt.

Trotz aller Grausamkeiten bei der NVA bin ich manchmal dankbar, an einer Unteroffiziersschule etwas über Strategie und Taktik, Geopolitik, Psychologie, aber auch Stellvertreterkriege gelernt zu haben. Dieses Wissen hilft mir heute bei der »Lagebeurteilung« der Konflikte in der Ukraine und auch in Gaza. Und diese Lageeinschätzung gibt wenig Anlass für Optimismus.

Teil 3: Das DDR-Fernsehen – eine Innensicht: Ideologische Beeinflussung, Opposition, Berufsverbote

In einem Referat für die Konrad-Adenauer-Stiftung habe ich vor einigen Jahren über meine Erfahrungen beim Fernsehen der DDR berichtet. Ich war selbst von einem Berufsverbot beim Fernsehen der DDR betroffen. Die aktuelle Verflechtung von Medien und staatlichen Interessen, die dem Grundsatz der Unabhängigkeit als einer wichtige Säule der Demokratie widersprechen, ist für mich Anlass, Auszüge aus dem Referat hier anzufügen. Es wäre zwar falsch, die Erfahrungen aus dieser Zeit 1:1 in die Gegenwart zu übernehmen. Die Verschiedenheit der gesellschaftlichen Systeme, trotz Parallelen in den Auswirkungen, ließe das nicht zu. Aber auch heute müssen Menschen wieder mit Ausgrenzung und Beeinträchtigung ihrer beruflichen Entwicklung rechnen, wenn sie kritisch politische Entscheidungen hinterfragen.

In der ehemaligen DDR wurde die Beeinflussung der Medien im Sinne der Partei- und Staatsführung und deren Überwachung unter anderem in der Dienstanweisung 20/69 »Zur Organisierung der politisch-operativen Arbeit in den Bereichen der Kultur- und Massenkommunikationsmittel« des Ministers festgelegt. Es ging den Machthabern um eine klassenmäßige Erziehung der Bürger der DDR, einen Kulturstreit mit dem ideologischen Gegner im Westen, wie aber auch innerhalb der DDR und speziell im Fernsehen. Dabei ging es um die Sicherstellung der Umsetzung von Beschlüssen der SED und die Einflussnahme auf die Sendeinhalte. Damit waren Konflikte zwischen systemtreuen und kritischen Mitarbeitern vorprogrammiert.

Es waren anfänglich eher verschiedene Auffassungen, wie eine sozialistische Gesellschaft und ein neues Menschenbild zu entwickeln seien. Zunehmend wurden aber auch Grundlagen der DDR-Gesellschaft kritisiert, die mit Repression nicht geklärt werden konnten und den Konflikt nur noch verschärften. Das Ministerium für Staatssicherheit (nachfolgend MfS genannt) hatte zahlreiche IM und Mitarbeiter im Fernsehen, die die Umsetzung von SED-Vorgaben und die Kontrolle der Mitarbeiter übernahmen. Im Buch *Operation Fernsehen* wird das von den Autoren Jochen Staadt, Tobias Voigt und Stefan Wolle wissenschaftlich aufgearbeitet. Dort wird auch auf meinen Regisseur Peter V. verwiesen, der Regisseur in der Sendereihe *Polizeiruf 110* war. Mein Berufsverbot fällt in diese Zeit und wurde unter anderem als »OV Brief« »bearbeitet«. Das führe ich noch aus.

Die Aufgabe des MfS und der SED bestand auch darin, systemkritische Filme bereits im Vorfeld zu verhindern. Der MfS-Offizier Erazim, Referatsleiter der HA XX/7 (auch ich wurde u. a. im Referat XX/7 geführt) hatte dazu eine Fachschularbeit an der Juristischen Hochschule des MfS eingereicht. Nach Erazim glaubte man in der zweiten Hälfte der 70er Jahre

Bemühungen des Gegners zu erkennen, Kunst- und Kulturschaffende der DDR für die Entwicklung einer Opposition zu missbrauchen. Es bleibt aber festzustellen, dass diese Opposition kein Import war, sondern aus den gesellschaftlichen Verhältnissen der DDR selbst hervorging. Das trifft auch auf mich zu. Es war einfach die Angst der Reformunwilligen vor einer intellektuellen, kulturellen und gesellschaftlichen Entwicklung der DDR, die ihren Machtanspruch infrage stellte. Das findet sich auch heute wieder, wo ein breiter Diskurs zu allen wichtigen Fragen und politischen Entscheidungen kaum noch möglich ist.

Berufsverbot beim Fernsehen der DDR

Das Jahr 1976 war mit der Ausbürgerung von Wolf Biermann für mich und meine Tätigkeit beim Fernsehen der DDR von entscheidender Bedeutung. Die Künstlerische Leiterin, Frau Ingrid S., die unter anderem mit einer Dokumentation über Axel Springer bekannt wurde, versuchte mich zu einer Unterschrift *für* die Ausbürgerung Biermanns zu bewegen, die ich verweigerte. Frau Ingrid S. wurde später als IM »Ruth« des MfS enttarnt. Die Verweigerung meiner Unterschrift und mein Bekenntnis zum Verbleib von Biermann in der DDR waren sicher auch ein Wendepunkt in meinem bislang guten Verhältnis zur Künstlerischen Leitung der Dramatischen Kunst und fielen zeitgleich in die Absicht, mich dauerhaft in diesem Bereich zu beschäftigen. Das war für mich und mein beabsichtigtes Regiestudium wichtig. Denn eine Delegierung war Voraussetzung für das Studium. Die Bestätigung dieser Absicht fand ich in meinen Stasi-Unterlagen: ein internes Schreibens der Abteilung Kunst- und Kulturpolitik an die Kaderabteilung:

> »In Übereinstimmung mit dem Bereich Unterhaltung/Ernste Musik wurde Kollege S. in einem Polizeiruf eingesetzt. Wir würden gegebenenfalls an einer Festeinstellung des Kollegen S. interessiert sein und bitten um entsprechende Überprüfung [...].«

Es war mir damals nicht bekannt, dass gegen mich Ermittlungen wegen einer unterstellten Feindtätigkeit und »maoistischer Hetze« geführt wurden, die 1977 in einen Operativen Vorgang mündeten. In diesem wird festgelegt, mein Arbeitsverhältnis beim Fernsehen der DDR zu beenden. Es heißt dort in der sogenannten OPK »Brief«:

> »Die OPK wird bis zum Ende der Aktion entsprechend der erfolgten Absprache mit der dienstlichen Leitung der Abt. 3 abgeschlossen. Es wurde festgelegt, dass eine geeignete Information an die zuständige HA XX/7 des Arbeitsbereiches der in der OPK bearbeiteten Person M. [hier steht M für üblicherweise S.] gegeben wird. Darin wird der Vorschlag unterbreitet, den M. aus dem Fernsehfunk der DDR herauszulösen, in dem das Arbeitsrechtsverhältnis beendet wird [...].«

Interessant ist hierbei die Tatsache, dass das MfS hier bereits von einer Übernahme in ein festes Arbeitsverhältnis im Bereich Dramatische Kunst spricht. Im sogenannten Übersichtsbogen zur operativen Personenkontrolle, unterzeichnet vom Leiter Oberst Eilhauer vom 13. Januar 1977, werden die Gründe genannt: »Inoffiziell wurde bekannt, dass S. im Besitz maoistischer Literatur ist, diese anderen Personen zugänglich macht. Zur Beschaffung der Literatur soll S. die chinesische Botschaft in der DDR aufsuchen.«

Ziel waren Ermittlungen des Persönlichkeitsbildes, der Charakter der Verbreitung sowie die Quellen der Beschaffung. Man muss zu diesen Vorwürfen wissen, dass sich viele Oppositionelle in der DDR mit alternativen politischen Vorstellungen einer sozialistischen Gesellschaft auseinander setzten, so den westeuropäischen linken Ideen in Italien und Frankreich, aber eben auch Entwicklungen in China oder Kuba. Nicht selten führten »Maoismus-Vorwürfe zu Haftstrafen. Über Konsequenzen dieser oder anderer Art machte ich mir damals keine Gedanken. Durch den Vietnam-Krieg hatte ich unter anderem Kontakte zur Vietnamesischen und später eben auch zur Chinesischen Botschaft. Letztere versorgte mich mit umfangreicher Literatur und tagesaktuellen Zeitungen wie der *Peking-Rundschau*, die ich auch öffentlich las. Als Folge wurde ein IM auf mich angesetzt, der mein Freund war, wie ich meinen Stasiakten entnehmen konnte.

Mein Freund Oskar war Schweizer Bürger und Mitglied der KP, was mir bekannt war. Er hatte in Westberlin bei der »Wahrheit« gearbeitet und kam dann nach Ostberlin. In den Akten wird er als IM »Felix« geführt. Aufgrund unseres Freundschaftsverhältnisses gelang es ihm, persönliche Informationen an die Stasi weiterzuleiten. Später zog er nach Paris und schwor seinen linken Ideen ab. Er besuchte mich noch einmal in Ostberlin, wo er mir davon erzählte, mir aber seine IM-Tätigkeit verschwieg. Obwohl eher nur ein kleiner Teil meiner Stasi-Unterlagen vorliegt, gehen die Ermittlungen durch die HA XX mindestens bis 1981, in anderen Abteilungen wurde ich über das Datum meiner Ausreise 1989 hinaus geführt. Die letzte Akte des Leiters der Abteilung XX, Generalmajor Kienberg, aus dem Jahr 1981 vermerkt: »Anliegend übersenden wir Ihnen eine vertrauliche Information der Abteilung III über den für die Abteilung XX der BV Berlin erfassten S. mit der Bitte um Kenntnisnahme und Prüfung.«

Im Zuge der Bemühungen des MfS, mein Arbeitsverhältnis beim Fernsehen zu beenden, kam es zu einer vielfältigen Repression und Diffamierung durch meinen Regisseur (Peter V. alias IM »Heinz«). Das machte auch vor der Manipulation von Arbeitsabläufen in der Vorbereitung und am Drehort nicht halt. In der Konsequenz (heute würde man die Schikanen als Mobbing bezeichnen, wobei damit nicht alle Straftatbestände erfasst sind) folgte eine Aussprache in der Künstlerischen Leitung. Damals konnte ich nur ahnen, dass das MfS der Grund meiner Probleme war. Das Gespräch führten die bereits erwähnte Leiterin des Bereiches IM »Ruth«, die Arbeitsgruppenleiterin für Regie-Assistenten und der Regisseur IM »Heinz«. In der Folge wurde ich im Bereich Dramatische Kunst des Fernsehens der DDR nicht weiter beschäftigt. Es gab nur noch einzelne Verpflichtungen durch andere Redaktionen. Ein Leiter einer Redaktion, der mir einige Verträge ermöglichte (u. a. einen Regievertrag einer Jugendsendung), geriet selbst ins Visier der Stasi und war später Hilfsarbeiter in einem Berliner Chemiebetrieb.

Die gekürzten Ausführungen des Referats können nur einen kleinen Einblick in die Mechanismen des DDR-Fernsehens geben. Die vielen kritischen Mitarbeiter, die es im Fernsehen sehr wohl gab, erschwerten den SED-und Stasikadern die Kontrolle, wie auch das Buch *Operation Fernsehen* aufzeigt. Ich wage zu behaupten, dass der kritische Geist und die Opposition im Fernsehen der DDR ausgeprägter waren, als aktuell in den ÖR-Medien. Die »Angepassten« des Fernsehens der DDR und ihr wenig ausgeprägter Wille, im Gegensatz zur Opposition auch unbequeme Wahrheiten zu thematisieren, sind als eine Schnittmenge sowohl im Fernsehen der DDR als auch den Medien aktuell. Das war früher in der Bundesrepublik völlig anders und das sogenannte Westfernsehen war ein Leuchtturm der freien Meinung und Information – auch für viele Menschen in der DDR.

Hier noch einige Anmerkungen zu den *Reisekadern* des Fernsehens der DDR: Auslandsproduktionen waren ein Privileg. Das betraf nicht nur Produktionen oder eine Korrespondententätigkeit im Westen, sondern auch Produktionen in der ehemaligen Sowjetunion. Nach meinem Berufsverbot beim Fernsehen der DDR bekam ich vom DEFA-Dokumentarfilmstudio in Potsdam-Babelsberg ein Angebot für eine Auslandsproduktion in der Sowjetunion und in England. Dabei ging es um Produktionen für das Fernsehen der DDR – »Russisch für die Schule« und »Englisch für die Schule« – d. h. zwei Jahre Sowjetunion und ein Jahr England. Das Fernsehen der DDR hatte dem Dokumentarfilmstudio lediglich *eine* Seite aus meiner Kaderakte gesandt. Der Kaderleiter ahnte wohl die Hintergründe und verwies auf Probleme bei der Produktion in der Sowjetunion. Die Bedingungen waren sehr hart. Jede Kameraeinstellung wurde von Kollegen aus Moskau abgenommen, von denen sicher viele für den KGB tätig waren resp. Informationen weitergaben. Die bildliche Darstellung von Kraftwerken, der Verkehrstechnik und natürlich militärischen Einrichtungen war strengsten verboten. Mit Ausnahme der genehmigten Drehorte und unter ständiger Aufsicht. Weshalb mir der Vertrag ermöglicht wurde, lässt sich nicht sagen. Ich habe mir damals gedacht, dass man froh sei, wenn ich für längere Zeit fern der DDR war.

Während einer Produktion in Sibirien drehten wir im Raum Bratsk/Ust-Ilimsk im gigantischen Wasserkraftwerk an der Angara. In Ust Ilimsk im Raum Iimsk war eines der zahlreichen Straflager der ehemaligen SU. Dort hatte ich Kontakt zu Strafgefangenen, die sich in einer hermetisch abgeriegelten Stadt mit nur einer Zufahrt von Bratsk und durch das Militär gesichert am Tage relativ frei bewegen durften. Sie arbeiteten dort und waren unter anderem an der Errichtung des Wasserkraftwerks beteiligt, wo nach ihren Angaben auch Menschen ums Leben kamen. In der Kurzfassung kann ich das nicht weiter ausführen. Die Berichte und Biografien haben mich erschüttert und mir einen tiefen Einblick in die Repressionsmechanismen der ehemaligen Sowjetunion ermöglicht.

Die daraus resultierenden Konflikte führten dazu, dass es zu keinem Vertrag für England kam. Ich beschäftige mich nach meinen Erfahrungen in der SU immer wieder mit Alexander Solschenizyn, der im Vorwort seines Buchs *Archipel Gulag* schrieb: »All jenen gewidmet, die nicht genug Leben hatten, um dies zu erzählen. Sie mögen mir verzeihen, dass ich nicht alles gesehen, nicht an alles mich erinnert, nicht alles erraten habe.« Man mag auch mir an dieser Stelle verzeihen, dass ich das in der kurzen Fassung hier nicht weiter vertiefen kann. Mich hat mein Aufenthalt in der Sowjetunion nachhaltig geprägt. Die Weite und Größe des Landes, die wunderbaren Menschen und ihre vielseitige Kultur waren einzigartige Erfahrungen. Die schwierigen Verhältnisse von damals und meine deutliche Kritik daran messe ich an dem modernen Russland von heute. Das Land hat sich zutiefst gewandelt und der Weg war steinig. Deshalb ist meine Sicht auf das Russland von heute auch eine andere als die derjenigen, die meine Erfahrungen nicht gemacht haben – nicht machen konnten. Auch hoffe ich, dass die allgegenwärtige diplomatische Eiszeit in den Beziehungen zu Russland nicht zu einem Flächenbrand führt und an die Stelle permanenter Eskalation wieder der Verhandlungswille tritt.

So schließt sich der Kreis zum Thema Krieg und Frieden. Jeder Dialog ersetzt tausende Waffen. Genau da lagen auch die Fehler der letzten Jahre. Das wäre aber schon wieder ein neues Thema.

3.18 Herr S3

Die Erfahrungen in der DDR haben Herrn S3 gelehrt, stets einen kritischen Blick auf die jeweiligen herrschenden Klassen zu richten. Zur alten Wunde der Enttäuschung durch die DDR kommen neue Wunden der Enttäuschung dazu. Es gibt zu wenig führende Politiker, die mit gutem Beispiel vorangehen, zum Beispiel ihre Diäten einfrieren. Folgendes Demokratiemodell schlägt er vor:

Wichtig ist die Transparenz. Das bedeutet, dass alle Verhandlungen öffentlich vor dem Volk zu führen sind. Bei grundsätzlichen Fragestellungen ist ein Volksentscheid durchzuführen. Das betrifft zum Beispiel Pandemien, Kriege, Wirtschaftskrisen, Migration. Auch kleinere Punkte wie die Rechtschreibreform, das Gendern und Ähnliches könnten dazu gehören. Die Regierung wird für ihr vorher vorgelegtes Programm gewählt. Sollte dieses Programm nicht umgesetzt werden, sollte die Regierung per Volksentscheid abgesetzt werden können. Eine neue Regierung wäre dann wieder durch Volksentscheid oder neue Wahlen bereitzustellen. Stefan Heym gab bekanntlich aus Protest gegen Diätenerhöhung sein Bundestagsmandat zurück. Privilegien der herrschenden Klasse sind vom Volk zu sanktionieren, regelmäßige Rechenschaftsberichte dem Volk vorzulegen. Die ständige Kommunikation zwischen Regierten und Regierenden, zwischen Volk und Regierung ist die Grundlage der Demokratie, nämlich Volksherrschaft (Demokrit).

Im Austausch mit der Tochter, der zum Glück wieder aufgenommen wurde, werden unterschiedliche Meinungen ausgehalten. Das ist ihm besonders wichtig. Sonst bleibt es eine »Wahldemokratie«. Die Wut über die Ungerechtigkeit bleibt ebenfalls und ist Antrieb für nötige Veränderungen.

3.19 Herr S4

Als er seine Arbeit unverschuldet verlor, als Filmvorführer im Kino wurde er nicht mehr gebraucht, sollte er bewaffnet beim Gebäudeschutz arbeiten. Daraufhin erklärte er dem Arbeitsvermittler, dass er das mit seiner Vergangenheit als politischer Häftling nicht könne. Der Arbeitsvermittler zeigte kein Verständnis und übte Druck aus. Nun brach Herr S4 zusammen und suchte therapeutische Hilfe.

Im April 2014 verlor ich meinen Arbeitsplatz aufgrund von Digitalisierung. Zuvor war ich 30 Jahre als Filmvorführer in den »Ufa«-Kinos und zuletzt bei »Cinestar« beschäftigt. Schon zum ersten Termin beim Arbeitsamt wurde mir angeraten, eine Ausbildung an Schusswaffen zu absolvieren. Aufgrund meiner Erfahrungen durch politische Haft (Paragraph 213 – versuchter ungesetzlicher Grenzübertritt) sah ich mich gezwungen, dieses Angebot abzulehnen. Meine Erklärung, politischer Häftling, Zwangsarbeiter gewesen zu sein, stieß auf taube Ohren. Es folgten Wochen und Monate, in denen ich ständig (14-tägig) vorstellig werden musste. Jedes Mal wurden mir bis zu zehn Jobangebote vorgelegt, die ich abarbeitete, indem ich mich z. B. bewarb. Doch für viele dieser Angebote fehlte mir die Qualifikation, wodurch sich natürlich meine Chancen zusätzlich verringerten. Aufgrund der schleppenden Vermittlung schickte mich der Sachbearbeiter zu einem Lernladen – Prenzlauer Berg, einer unabhängigen Job-Beratung. Hier wurde mir ein Angebot mit der Möglichkeit zur Qualifizierung als Haus-Handwerker mit Klima-Anlagen-Wartung gemacht.

Gewisse Probleme beim Arbeitsamt durch etwaige übergriffige Mitarbeiter waren hier schon bekannt. Bei meinem nächsten Arbeitsamttermin legte ich das Angebot des Lernladens vor. Dieses wurde jedoch komplett abgelehnt und stattdessen wieder auf Schusswaffen-Ausbildung/Wachschutz gepocht. Zusätzlich richtete der Mitarbeiter einen E-Mail-Account ein und schickte mehrere Bewerbungen raus, ungeachtet dessen, dass ich weder über einen Internet-Zugang noch irgendwelche PC-Kenntnisse verfügte. Als ich erfuhr, dass dies gar nicht zulässig war, und Freunde mir halfen, eine Beschwerde einzureichen, wurde der Vorgang rückgängig gemacht und mir eine neue Sachbearbeiterin zugeteilt. Die nächsten Monate verliefen ähnlich, doch zumindest herrschte ein vernünftiger Ton.

Am 13. Januar 2015 erhielt ich das Angebot: AWB Aluminiumwerk Berlin, Helfer in Metallbearbeitung. Als ich in einem Telefongespräch erfuhr, was meine Tätigkeit beinhalten sollte, fühlte ich mich direkt zurückgesetzt nach Bitterfeld. Den Ort, an dem ich meine Haftzeit verbracht hatte und genau derselben Tätigkeit nachgehen musste (Streckbank/Profile gerade richten). Flashbacks traten auf und wurden immer heftiger. Einen regelrechten Zusammenbruch erlitt ich im Beisein meiner Freundin im Sozialladen. Dort wurde mir geraten, mich an »Gegenwind« zu wenden, eine Beratungsstelle für politisch Traumatisierte.

Nach mehreren Gesprächen dort folgte eine fortlaufende neurologische Behandlung, die bis heute andauert. Zusätzlich nehme ich seit Herbst 2020 an einer Gruppentherapie teil. Ab Sommer 2016 besteht eine durchgehende Krankschreibung durch die Neurologin. Mit dem ersten Schreiben von »Gegenwind« (mit Anmerkung bezüglich Schusswaffen u. Ä.) fiel jegliche Vermittlungsbemühung seitens Arbeitslosengeld I weg. Termine bei Amtsärzten, speziell November 2019, gestalteten sich teilweise als psychisch stark belastend. Ansonsten verspüre ich nicht mehr den Druck seitens der Behörden.

3.20 Frau K.

Die Kraft der Liebe kann Gefängnismauern überwinden. Davon erzählt Frau K.

Als mein Mann und ich im September 1978 nach Berlin-West kamen und Kontakt zu unserem Anwalt bekamen, waren wir über die Information erstaunt, bei wie viel Paaren sich Probleme während der Haftzeit entwickelt hatten und danach zu Trennungen führten. Das Gegenteil war damals bei uns der Fall. Hätte ich meinen Ehemann während der U-Haft in Pankow und danach postalisch nicht an meiner Seite gehabt, hätte ich diese grausame Zeit nicht überstanden. In Pankow hat er tagtäglich morgens, mittags und abends Grüße und liebe Worte aus dem Fenster gerufen. Er hat mir gezeigt, wie stolz er auf mich ist. Er wusste, dass die Trennung und die Ungewissheit von meinen Kindern mir das Herz zerrissen.

Während des Vollzugs in Hoheneck waren seine Briefe mein ganzer Halt. Liebevolle Worte, sogar ein Gedicht, was so gar nicht seinem Naturell entsprach, gaben mir Kraft und Hoffnung. Als wir am 26. September 1978 vom Kaßberg mit dem Bus nach Gießen gebracht wurden, bestieg er als Letzter den Bus und kniete vor mir nieder. Seine Worte: »Ich bin so stolz auf Dich und werde im Leben nicht vergessen, dass Du mit mir diesen Schritt gegangen bist. Ich verspreche, Dir niemals wieder weh zu tun.« Dass 1986 unsere Ehe doch auseinandergegangen ist, hatte andere Gründe. Zumindest in der schweren Zeit war er für mich da und hat mir so viel Liebe entgegengebracht. An dieser Stelle sein Gedicht:

Wer in die Ferne will wandern.
Der muss mit der Liebsten gehen.
Was wißt ihr dunkle Wipfel
von der alten schönen Zeit?
Ach, die Heimat hinter den Gipfeln.
Wie liegt sie von hier aus so weit!
Am liebsten betrachte ich die Sterne.
Wie sie wohl schienen, als ich ging
das erste Mal zu Dir?

Die Nachtigall hörte ich so gerne,
als ich stand bei Dir meiner Liebsten vor der Tür.
Bald meine Liebste, stehen wir auf dem höchsten Berg.
Und dann sagen wir,
Das war ein schwerer Weg, den wir einst gegangen.
Und ich hatte jeden Tag nach Dir Verlangen.

3.21 Herr R.

Herr R. kämpft in seinem Wohn- und Arbeitsort für eine Gedenkstätte. Sehr zu Recht. Doch alte Seilschaften machen ihm das Leben schwer. Das ist keine Seltenheit. So sucht er Verbündete.

Was Menschen Menschen antun – ein Thema, worüber man unendlich viel schreiben, reden und philosophieren kann. Ich möchte mich kurz fassen: In jeder Diktatur werden andersdenkende Menschen durch Haftstrafen und

Isolation ausgegrenzt und mit Folter gequält. Selbst Todesstrafen werden angewandt, um Menschen vor Nachahmungen abzuschrecken. Jeder kann sich vorstellen, was Indoktrinierung bedeutet, besonders wenn sie unter hohem psychischen und existenziellen Druck erfolgt. Die Weltsicht frisst sich tief in den Menschen. Wer einmal durch eine solche Schule gegangen ist, kann das nicht einfach ablegen. Es bleibt etwas hängen. Umso mehr stört es mich heute, wenn Menschen auf deutschen Straßen demonstrieren und von einer Diktatur skandieren. Wer zu DDR-Zeiten bei den Montagsdemos mitmarschierte, riskierte alles, wer heute mitmarschiert, nichts. Wie kann man da von einer Diktatur reden? Was für ein Hohn, vor allem für die, die damals dabei waren. In einer Diktatur wird man weggesperrt.

Schauen wir auf die DDR-Diktatur, da sollten die »politischen Straftäter« die sich gegen den DDR-Unrechtsstaat wandten, im SED-Staat nach sowjetischem Vorbild büßen. Durch ihre Isolation sollten sie von der übrigen Gesellschaft unschädlich gemacht werden. So wollte man politische Häftlinge im SED-Unrechtsstaat zur Anpassung und Konformität zwingen und potenzielle Nachahmer abschrecken. Dies sicherte jahrzehntelang den Machthabern eine Festigung ihrer Herrschaft. Gleichzeitig zwang man die Verurteilten aufgrund des kontinuierlichen Arbeitskräftemangels in der DDR-Volkswirtschaft zur Zwangsarbeit. Dabei lag die Ausbeutung der Gefangenen nicht in den Betrieben und bei den Sicherheitsorganen, sondern bei der Führungsspitze der SED (Nachfolgepartei: Die Linke). Sie bestimmte die Grundlinien der Strafvollzugspolitik, den Grad der strafrechtlichen Repressionen.

Eine angemessene Erinnerung nach dem Ende einer Diktatur gibt es selten. Die Verantwortlichen übernehmen nicht die Verantwortung, sie verdrängen, leugnen und wollen vergessen. Dabei wäre eine angemessene Erinnerung mehr als angemessen. Hier könnten Denkmäler Ankerpunkte der Erinnerung sein. Auch und gerade aus vergangenen Perioden der Geschichte, selbst dann, wenn diese nach dem heutigen Zeitgeist unangenehm sind. Erinnerung und Kultur hatte in ihrer Epoche ihre Berechtigung, daher sollte sie bewahrt werden und informieren. Eine Ausgrenzung führt zum Vergessen, Verdrängen und Leugnen. Heute stellt man bei vielen Menschen wieder fest, dass sie den DDR-Unrechtsstaat glorifizieren, da man das Unrecht verdrängt, leugnet und vergessen will. Man möchte nur das »Gute« sehen. Erkennt man hier den »Homo ossicus«? Er ist wohl eine extreme Ausprägung der Menschen des 20. Jahrhunderts. Ein Jahrhundert, das ganz im Zeichen der ideologischen Kämpfe stand. In diesem Streit verlor der Einzelne oft sein Recht und seine Würde. Eine Glorifizierung der totalitären DDR-Vergangenheit ist eine Heimsuchung der verdrängten oder vergessenen Ängste des 20. Jahrhunderts. Ist deshalb der Homo ossicus so rückwärtsgewandt, sind die Schrecken der SED-Diktatur schon vergessen bzw. verdrängt und was Menschen Menschen antun können?

Ich sehe es als meine moralische Verpflichtung an, auf die Auswüchse ideologischer Verblendung hinzuweisen – als Mahnung und Verpflichtung zugleich. So nimmt die Menschheit seit Jahren die Meldungen von Menschenrechtsverletzungen in China an den Tibetern und Uiguren wahr. Deutschland und die Welt schweigen. Als im Jahr 2014 Russland völkerrechtswidrig die ukrainische Krim annektierte, schaute die Welt zu und reagierte mit laschen Wirtschaftssanktionen. Am 24. Februar 2022 überfiel Russland die Ukraine. Dies erinnert mich an den 1. September 1939, als das Deutsche Reich ohne vorherige Kriegserklärung Polen überfiel. Die Presse reagierte damals weltweit empört. Frankreich und Großbritannien erklärten Deutschland am 3. September 1939 den Krieg. In Europa begann der Zweite Weltkrieg.

Die Schreckensmeldungen nehmen kein Ende. Die Ukraine wird erst seit dem Jahr 2022 als schützenswert angesehen und mit Militärtechnik unterstützt. Russland verteidigt seine Außenpolitik und seinen Angriffskrieg. Warum sollten die Verantwortlichen in ihrem Wahnsinn mit dem mörderischen Angriffskrieg gegen die Ukraine aufhören? Gerade als Deutscher sollte dieser Vernichtungswille einem zu denken geben. So lange grundlegende Menschenrechte nicht garantiert sind, sollte man sich Forderungen nach einem pauschalen Pazifismus verkneifen. Es mag eine feine Sache sein, wenn man fern des Krieges lebt und nach Pazifismus schreit. Aber welcher Pazifist traut sich nach Melitopol, Mariupol oder Saporischschja zu fahren und seine Weltanschauung dort zu praktizieren? Pazifismus ist an sich eine gute Sache, man sollte immer überlegen, wo er hinpasst. Ich finde, dass Pazifisten dort demonstrieren sollten, wo der Aggressor herkommt, also vor dem Moskauer Kreml oder in Sankt Petersburg. Dort nämlich gehören diese Demonstrationen hin und nicht dort, wo es um das Selbstbestimmungsrecht und die Souveränität der Ukraine geht.

Vermutlich fehlt es Menschen auch an der Einsicht, dass Freiheit kein Automatismus ist, der einem quasi gratis bei der Geburt – mit lebenslangem Garantierecht – zuteil wird, sondern außerhalb der sicheren Gefilde Europas oft bitter erkämpft werden muss. Gerade Menschen, die in Belarus, Syrien etc. für Menschenrechte eintreten, können davon leidvoll berichten, sowie all die Länder, die sich mit klaren Motiven aus der Umklammerung der ehemaligen Sowjetunion und ihrem patriarchalen Machtanspruch gelöst und selbstbewusst ihre Eigenständigkeit behauptet haben und sich heute vehement gegen den Neo-Sowjetismus stellen. Unsere Solidarität sollte diesen Menschen, den Aktivisten in China und Hongkong und weltweit gelten, die sich für Demokratie und Menschenrechte einsetzen. Daher ist Pazifismus schlicht Zynismus und tritt Menschenrechte mit den Füßen.

Anstatt weltweite Kriege zu führen und eine Aufrüstung vorzunehmen, sollten sich alle Gesellschaften fragen, was ihre viel gelobten zivilisatorischen und humanistischen Errungenschaften wert sind, wenn im Namen ihrer Interessen selbige bedenkenlos über Bord geworfen werden. Das Erleben politischer, kriegerischer Gewalt ist ein traumatisches Ereignis, das zu gravierenden seelischen Belastungsfolgen führen kann. Gerade der russische Angriffskrieg auf die Ukraine führt bei ehemaligen politischen Häftlingen der SED-Diktatur zu einer Retraumatisierung. Die Angst vor dem Postsowjetismus ist wieder da! Die Rede Michail Gorbatschows, des Generalsekretärs der Kommunistischen Partei der Sowjetunion (KPdSU), vor den Vereinten Nationen in New York am 7. Dezember 1988 sollte als Leitgedanke für Menschenrechte dienen. Meldungen von Menschenrechtsverletzungen gibt es heute weltweit. Sie zeigen das unsägliche Versagen der Menschheit im Umgang mit Menschenrechten. Menschen sollten friedlich und in Achtung miteinander in einem weltweiten Haus leben und das 11. Gebot beachten:

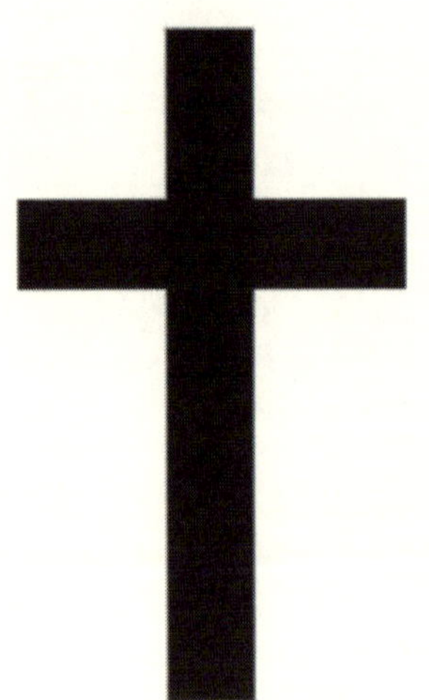

DU SOLLST NICHT VERGESSEN.
DU SOLLST ERINNERN.

Kreuz der Demokratie
Stätte des Gedenkens und Erinnerns.
Stätte der Ablehnung jeder Gewaltherrschaft.
Kreuz der Verständigung, der Versöhnung
und des Friedens.

3.22 Frau J2

Frau J2 schildert ihre Erlebnisse im Frauengefängnis Hoheneck. Es war typisch, dass politische Häftlinge zusammen mit kriminellen Häftlingen in einer Zelle eingesperrt waren.

Geschlossene Gesellschaft: Zwei Portraits

Inzwischen kenne ich ein paar von den Frauen auch etwas näher, erfahre von ihnen über andere, das lässt sich nicht vermeiden und es ist auch aufregend, ich meine, der Vollzug ist gemischt, und die alte Frau, hat Gabi mir zum Beispiel erzählt, die Oma da, Ulla heißt sie, dass die Aufseherin gewesen sei im KZ Ravensbrück, und ich will das erst lieber gar nicht glauben, weil es so wahr klingt, so gruselig, so dicht. Zu dicht. Wahrscheinlich wird hier viel erzählt und vielleicht stimmt vieles ja auch gar nicht, aber ich glaube dann doch so ziemlich alles, was man mir sagt, das war schon immer so, ich glaube es einfach. Außerdem bin ich die Jüngste hier im Verwahrraum, und mit 19 glaubt man womöglich sowieso viel leichter.

Nur jetzt bin ich etwas unsicher, wahrscheinlich, weil ich das einfach gar nicht glauben will, und deshalb frage ich Gabi doch noch mal wegen der Oma: Stimmt das wirklich? Jaja, sagt sie dann, und ich solle ruhig mal genau hingucken, auf ihre linke Hand nämlich, wo ein Stück vom kleinen Finger fehle, und der sei ihr nämlich abgebissen worden von einem Jungen im KZ, einem kleinen Judenjungen, vor Todesangst, jaja, kannste ruhig glauben. Gabi ist Langstraferin, hat ihren Mann umgebracht, möchte man auch nicht denken, wenn man sie so sieht, obwohl ich ja auch nicht wüsste, wie so jemand aussehen sollte, der sowas tut. Und eigentlich denke ich auch gar nicht dran. Ich finde sie soweit ganz in Ordnung, still ist sie und eigentlich ganz freundlich zu mir, und wer weiß, vielleicht schien es ihr ja nötig, ihren Mann umzubringen, was weiß ich, so richtig erreicht mich das auch nicht, zu viel schon gehört, ich frag nicht weiter, wozu auch, ist ja schon passiert.

Aber noch als sie mir das erzählt mit der Oma, die Ulla heißt, genau wie unsere Verwahrraumälteste, also diese Ulla, die im KZ gearbeitet hat, da läuft ein Film an, Bilder aus der Vergangenheit reihen sich aneinander. Und ich sehe zu der Oma hin, wie sie dasitzt und häkelt, so lieb sieht das aus, so friedlich, unmöglich, will ich denken, aber die Bilder übertragen sich auf sie und bleiben an ihr haften: Uniform mit Hakenkreuz, KZ mit Stacheldraht, Häftlinge mit Streifen und gelben Sternen. Und ich suche ihre Hand, die linke, wegen dem Finger, wo ein Stück fehlen soll, immer wieder verdeckt von ihrer Häkelei, aber es ist dann doch so, dass ich es glaube, auch ohne es zu sehen, und dass das schon stimmen wird, was Gabi gesagt hat. Außerdem, warum sollte sie sich sowas ausdenken?

Das Grauen fesselt, es ist ganz eigentümlich und ich schäme mich beinahe dafür, aber es tauchen auch Fragen auf, von denen ich weiß, dass ich sie nie und nimmer stellen werde, aus Angst vor den Antworten, das kann man sich ja wohl vorstellen. Doch die Bilder sind da, Bilder aus den Geschichtsbüchern in der Schule fallen mir ein, und die Klassenfahrt zum ehemaligen KZ Buchenwald, im Frühling, »Jedem das Seine« über dem Eingangstor, dann später im Glockenturm, mit Blick auf den Steinbruch, wo wir unsere FDJ-Ausweise bekamen, und wahrscheinlich keiner von uns die KZ-Kulisse und die Aufnahme in die FDJ zusammenbringen konnte. Kalt war es, kalt und windig an diesem Tag, ich war 13 Jahre alt, und dann war da noch diese Ausstellung, in der dieser Lampenschirm war, dieser Lampenschirm aus tätowierter Menschenhaut, und die vielen, vielen Fotos von Leichenhaufen und Knochen und die Verbrennungsöfen haben wir gesehen, die Zellen und die Prügelbank mit den dicken Gurten …

Dann später gab es Mittagessen in der ehemaligen Offiziersmesse, wir waren nicht die einzigen frischgebackenen FDJler an diesem Tag, es war voll. Und ich habe das gar nicht verstanden, was die dachten, dass wir jetzt auch noch essen sollten, Senfeier mit Kartoffeln, Krautsalat dazu und ein Glas Limonade, und dann immer geguckt, ob die andern essen können, die meisten haben nur darin herumgestochert, mit der Gabel die Kartoffelstücke und die Eierhälften so hin und her geschoben durch die dicke Soße, Limonade getrunken, wegspülen alles, ich glaube, die wussten auch nicht, wohin damit. Auf der Rückfahrt im Bus dann auch so still, kaum einer hat was gesagt, nur ein paar von den Jungs waren zu hören, haben Faxen gemacht, die wussten sich wohl auch nicht anders zu helfen, hinwärts noch gesungen und gelacht, aus dem Fenster geschaut, Weimar! Und guck mal hier und guck mal da, dann den Ettersberg hoch, da wurde es schon ruhiger im Bus und dann heimwärts war überhaupt alles ganz anders und ich hatte dann noch wochenlang Albträume von den Bildern.

Und jetzt sitzt da diese Oma und häkelt, ob da ein Stück Finger fehlt, kann ich nicht sehen von hier aus, müsste näher rangehen, werde mich hüten. Von der Seite erinnert sie mich sogar ein klein wenig an meine eigene Oma, gestorben als ich elf war. Die hatte auch so einen grauen Haarknoten wie die hier, hab ihr oft zugeschaut, meiner Oma, wie sie das gemacht hat, mit den Fingern die Strähnen geteilt und geschlungen und umeinandergelegt ohne hinzugucken, dann die Nadeln reingesteckt, eine da und eine da, und das hielt dann den ganzen Tag. Abends dann am Ofen gesessen und gebürstet, hundert Striche, hat sie immer gesagt, jeden Abend hundert Striche. Ob die Oma da hinten sich auch die Haare so bürstet? Mal aufpassen oder besser doch nicht näher beobachten, kriegt man dann nicht mehr aus dem Kopf raus, vermischt sich noch mit meiner Oma, wird vielleicht persönlich oder sogar psychisch.

Gabi sagt, die müsse hierbleiben, bis sie stirbt, »bis zum Eintritt des natürlichen Todes« sagte sie, käme auch nicht durch eine Amnestie raus. Da hat sie als junge Frau im KZ gearbeitet, freiwillig womöglich, fand sie wohl in Ordnung so, überzeugt halt, bestimmt vorher im BDM und dann gleich ins KZ, denk ich mir, und dann da schon umgeben von Gittern und Zäunen, reingesteckt in eine Uniform, und immer dieses menschliche Elend um sich rum, jeden Tag, Frauen und Kinder. Wie man wohl sein muss, dass man das überhaupt kann und wie man dann privat lebt, wo man das alles lässt, die Bilder und die Schreie und den täglichen Tod?

Dann war der Krieg vorbei und sie haben sie dann irgendwann erwischt, vor Gericht geholt, verurteilt, tja, und dann hatte sie es gleich wieder: Uniform und Gitter und wieder menschliches Elend um sich herum, nicht ganz so schlimm, aber trotzdem, es geht weiter, jeden Tag, bis an ihr Lebensende. Immerhin darf sie manchmal auf Urlaub raus, ein Wochenende nur, und arbeiten braucht sie auch nicht. Wen sie da draußen dann wohl besucht und ob ihr dort verziehen wird? Ob sie sich alles selbst verzeihen kann inzwischen? Ist sowas überhaupt verzeihbar? Vielleicht hat sie aber auch nie etwas davon bereut, nie ihre Überzeugung aufgegeben, bringt's fertig und hebt den Arm so hoch, das wärs ja noch! Auf dem Tisch liegt eine gehäkelte Decke, auf ihrem Hocker ein gehäkelter Kissenbezug, kunterbunt alles, bunte Fäden häkeln, jeden Tag, und immer dasitzen mit seinen Erinnerungen. Ich schwanke zwischen Bedauern und Gerechtigkeit.

Oder auch die hübsche Frau, Kerstin heißt sie, bestimmt über 30, ich kann das nicht gut schätzen, die ist in einem der Betten weiter hinten, schläft in der mittleren Etage. Und diese Kerstin arbeitet jedenfalls mit mir bei den Kopfkissen, sie ist schon seit sechs Jahren hier, und was die gemacht hat, wird mir auch erzählt, ich weiß jetzt gar nicht mehr von wem, ist ja auch egal, und glauben tue ich das auch. Und obwohl ich das dann alles weiß, gucke ich sie bei der Arbeit so oft an, guck ihr zu, wie sie näht, und die macht das so gut und schnell mit den Kopfkissen, so katzenweich, das es eine richtige Freude ist. Ich kann sie auch wirklich gut sehen von meinem Platz aus, brauche nicht einmal den Kopf zu drehen.

Kerstin hat kurze braune Haare mit ein paar Locken, die sich so einzeln biegen und glänzen wie kleine Hörnchen, das sieht sehr hübsch aus, hübsch und lustig zugleich. Ihre Gesichtsfarbe sieht aus wie nach einem Urlaub auf Usedom, gesund, gebräunt und gepflegt. Ihre Augen sind recht groß und die Wimpern lang. Auch der Mund ist sehr groß, ist auch schön geformt, aber da ist irgendwie so ein Zug drumherum, ich weiß auch nicht, zuckt manchmal so zur Seite und wenn sie lacht, sieht man ihre verfärbten Zähne, dunkle Ränder vom vielen Rauchen in vielen Jahren. Sie hat so eine Zigarettenspitze, so eine lange, wie in alten Filmen, die hat sie wohl geschickt bekommen, da steht sie dann auf dem Freihof, den Ellbogen in die Seite gelegt und hält die Hand dann so weg beim Rauchen – das hat was, wenn es hier auch ein bisschen komisch wirkt.

Sie soll ihre Kinder in den Keller gebracht haben, die Kerstin, alle drei, dann die Tür zugesperrt und nicht mehr hingegangen, draußen dann einfach so weitergemacht wie sonst auch, bis das dann doch gemerkt wurde, ist ja klar, wenn auf einmal drei Kinder weg sind, hätte sie sich ja denken können, dass das jemandem auffallen würde irgendwann, aber da waren die dann schon längst verhungert, alle drei. Ja, und daran muss ich oft denken, wenn ich sie ansehe, auch nicht so einfach abzuschütteln das Bild. Jetzt aber sitzt sie da und näht Flanellbezüge, die Kerstin, im ganzen Raum feine Flocken vom Flanell und von hinten scheint die Sonne durch die Fenster, liegt wie ein Schal aus Licht auf ihren Schultern, ihrem Kopf und die Haare glänzen fast rötlich, wie eine Madonna sieht sie aus, der Mund geschlossen, die langen Wimpern gesenkt, mit Blick auf ihre Arbeit. Sie redet nicht viel, auch in der Zelle nicht, und wenn, dann sehr schnell und ihre Augen bewegen sich dabei so ruckartig, irgendwie ungesund kommt einem das vor, guckt einen auch gar nicht an, wenn man was zu ihr sagt, immer nur so um einen drumherum, schon komisch. Aber ich habe ja auch kaum was mit ihr zu sprechen, meide sie eher, ich sehe das nur manchmal.

Und doch muss ich öfter daran denken, dass sie wohl genauso aussah, als sie ihre Kinder in den Keller gebracht hat, an die Hand genommen die Kleineren oder sogar eins getragen, weil es noch zu klein war zum Laufen. Und alle drei vielleicht so hübsch wie sie, Jungen, Mädchen, die Augen, der Mund, die dunklen Locken, die wie kleine Hörnchen ragen. Dann runtergegangen in den Keller, die Tür aufgemacht, die Kinder rein, zugeriegelt und dann einfach fortgegangen, bis sie die Schreie nicht mehr gehört hat. Eine Mama von drei Kindern. Und ich frage mich, ob sie jetzt, weil sie doch ihre Kinder getötet hat, ob sie dann immer noch eine Mama ist oder ob das dann wegfällt irgendwie, wie ein Titel oder so, den man nicht mehr tragen darf, weil das, wofür man ihn gekriegt hat, ja gar nicht mehr da ist.

Und ob ihr das vielleicht durch den Kopf geht manchmal, dass sie jetzt niemand mehr Mama nennt und es ihr leid tut, kann ich nichts von bemerken, aber wie soll das auch aussehen, Reue? Soll sie heulen oder ständig traurig gucken? Vielleicht ist das auch schon vorbei, weil sie ja schon so lange hier ist, und das legt sich dann auch wahrscheinlich mit den Jahren und irgendwann kommen keine Tränen mehr, kann ich ja gar nicht wissen, ob das möglich ist, dass einem irgendwann die Tränen fortbleiben, selbst bei so einer Sache. Aber ich versuche doch meistens schnell wieder an was anderes zu denken, lieber an meine eigene Sache, die kommt mir dann so schön harmlos vor. Nicht deren Leben. Meins!

Diese Oma und die junge, hübsche Frau beschäftigen mich aber doch hin und wieder, wenn auch immer nur kurz, kann die Bilder einfach nicht so ganz loswerden, begreife sie auch nicht. Doch anscheinend wird einem selbst so ein Grauen glücklicherweise zur Gewohnheit, nutzt sich ab und geht einem nicht mehr ständig durch den Kopf. Aber wach hält es, das merke ich deutlich.

Es sind nur zwei Strafgefangene von 29, mit denen ich die Zelle teile. Dass es Menschen gibt, die andere töten, das war bis vor Kurzem noch Film für mich oder Buch, es ist entfernt, besteht aus Material und lässt sich abschalten oder zuklappen. Doch hier hat es Gestalt und Bezug, es hat Stimme, es atmet, es lebt, ist Fakt und unausweichlich. Und offenbar auch menschlich, so komisch mir das auch vorkommt. Ich meine, ich bin ja hier nicht herumgegangen und habe gefragt, wer hier was angestellt hat, das wird einem so nebenbei erzählt, da fällt ein Satz und dann weiß man es, glaubt es, und dann muss man halt zusehen, wie man damit lebt, so lange man hier ist. Oder eben auch darüber hinaus.

3.23 Herr F2

Die politische Karriere des Sohnes wurde durch die IM-Tätigkeit des Vaters beschädigt. Dieser entwickelte daraus einen Weltschmerz, mit dem er zu mir kam. Wir fanden heraus, dass der Vater zuerst durch seine eigene Haftzeit Opfer war, bevor er durch die Staatssicherheit zum Täter erpresst wurde. Eine spezielle Form der Opfer-Täter-Umkehr. Auf dieser Grundlage zeichnet sich ein schrittweiser Weg der Versöhnung ab. Das ist kein Einzelfall, Keup (2024) beschreibt diesen Mechanismus in seiner Dissertation *Wie aus Opfern Täter wurden*. Nun die Selbstauskunft von Herrn F2:

Weltschmerz oder: Die Ohnmacht der späten Erkenntnis

Als Sohn eines Handwerksmeisters bin ich in der DDR in einer besonders angenehmen Umgebung aufgewachsen. Die Mangelwirtschaft erlaubte den privaten Kleinunternehmen die besten Kontakte und Beziehungen für sich, die Mitarbeiter und die eigenen Familien nutzen zu können. Mein Vater, mit 21 Jahren schon selbstständiger Handwerksmeister, war an einem ständigen Wachstum seines Unternehmens interessiert. Es wurde viel angebaut, umgebaut und vergrößert. Das politische System jedoch war an wirtschaftlicher Selbstständigkeit nicht interessiert und mit der Zwangsverstaatlichung privater Unternehmen beschäftigt. Bei Widerstand der Eigentümer war auch das Mittel der juristischen Schauprozesse »zum Nachteil des sozialistischen Volkseigentums« gängige Praxis.

Im Jahr 1972, als Zweitklässler, erfuhr ich von der Verurteilung meines Vaters und der Abwicklung des Handwerksbetriebs. Wie wir als Familie, so war auch ein Großteil der Mitarbeiter katholisch und aktiv in unserer Kirchengemeinde verwurzelt. Dieser Halt und die Kraft aus dieser Gemeinschaft gaben meiner Mutter und ihren drei Kindern Unterstützung und Hoffnung. Ein veränderter junger Vater kam aus der Haft wieder in den Alltag zurück. Nach einigen Jahren konnte er den kleineren Handwerksbetrieb seines kranken Vaters übernehmen. Die wirtschaftliche Sonderstellung, trotz staatlicher Reglementierungen und Überwachungen, wurde wieder für die Familie spürbar.

Meine aktive Rolle in der katholischen Jugendarbeit und der gesellschaftliche Makel, Handwerksmeistersohn zu sein, versperrten den direkten Weg zum Abitur. Eine Ausbildung zum Facharbeiter im väterlichen Betrieb war die gebotene Alternative. Es folgten die Handwerksmeisterausbildung, das Abitur in der Volkshochschule und das Hochschulstudium zum Diplom Volkswirt im Fernstudium. Mit sozialistischer Volkswirtschaftslehre begonnen und nach der Wende mit kapitalistischer Volkswirtschaftslehre beendet. Das Erleben schnellster Veränderungen von gültigen Lehrmeinungen hat einen bleibenden Eindruck hinterlassen.

Die Kraft der gesellschaftlichen Veränderungen, das permanent Neue im beruflichen, privaten und öffentlichen Leben erweckten in mir die Leidenschaft für die Kommunalpolitik. Über 30 Jahre bin ich jetzt in der Stadtverordnetenversammlung und im Kreistag ehrenamtlich tätig. Gleichzeitig waren die Übernahme und Weiterführung des kleinen Familienunternehmens ein Gebot der Stunde und eine Selbstverständlichkeit. Bodenständigkeit und Heimatliebe haben mich nie verlassen und prägen das Zusammenleben in unserer Nachbarschaft.

Dann erfahre ich 2014 aus einem Buch, wie ein Blitz aus heiterem Himmel, das mein Vater von 1981 bis zur Wende für den Staatssicherheitsdienst als IM gearbeitet hat. Ein toller Vater, Vorbild, Macher, erfahren, erfolgreich, stürzt für mich von seinem Sockel. Er ist nicht bereit, sich zu erklären und das Gespräch zu suchen. Aufgewachsen mit der ständigen Kritik am sozialistischen System, den vielen Westverwandten, persönlichen Einschränkungen, weil man nicht systemkonform war, der Betriebsenteignung, der Verurteilung und der Haftstrafe – und dann Informeller Mitarbeiter der Staatssicherheit? Für mich eine unfassbare, unglaubliche, beschämende und demütigende Situation. Wie konnte das sein, ohne dass ich davon etwas mitbekommen hatte? Familie, Freunde, Verwandte, persönliches Umfeld und selbst die Kirchengemeinde wurden getäuscht und ausspioniert. Für mich als öffentliche Person und meine Familie ein Zustand der Ohnmacht und Beklemmung.

Nach längerem Nachdenken und vielen Gesprächen ergeben sich immer kleinere Hinweise, die das Erlebte in einem anderen Licht erscheinen lassen. Wussten vielleicht schon manche Vertraute relativ schnell nach der Wende um die Stasitätigkeiten meines Vaters? Haben meine vergeblichen Bemühungen, eine Politikkarriere voranzutreiben, mit den Schatten des Vorlebens meines Vaters zu tun? Warum konnte und kann mein Vater darüber nicht früher und offen mit mir sprechen? Vielleicht hätte ich wie ein Löwe für ihn gekämpft? Aber es bleibt immer noch die Kernfrage, wie die Stasi ihn zur Mitarbeit bewegen konnte? War die IM-Tätigkeit eine Art Preis für den Schutz des sorglosen und unbehelligten Lebens in der Diktatur des Proletariats? War die Erinnerung eines ehemaligen jungen Familienvaters an eine Haftstrafe nach einem politisch motivierten Strafprozess wieder zum Leben erweckt worden? Wie kann man als politisches Systemopfer zum willigen Zuträger und Gehilfen eines Systems werden, das man stets abgelehnt hat? Ist die Opfer-Täter-Umkehr ein permanenter Prozess des Opportunismus in einer Gesellschaft? Wie oft kann der innere Drang, die Anvertrauten beschützen zu wollen, genau zu den falschen Entscheidungen führen? All diese Fragen warten auf Antworten und führen zu immer wieder neuen Fragen.

Der mit viel Zeit verbundene Prozess des Gestehens und des Verstehens ist für alle Beteiligten von großer Wichtigkeit, kann aber nur umfassend gelingen, wenn ab einem bestimmten Zeitpunkt professionelle Begleitung vorhanden ist.

3.24 Frau V.-S.

Frau V.-S. wurde familiär und politisch als Kind und Jugendliche traumatisiert. Die Narben liegen tief. Ihre resiliente Seite stärkt sie durch Zeitzeugen- und Bildungsarbeit.

Angst – das war das Wort, was jeder von uns auswendig konnte, aber oft nicht zu deuten wusste. Selbstwertgefühle wurden einem genommen oder man konnte erst gar keine entwickeln durch die Erniedrigungen, die man erfahren hat. Selbstständiges Denken war nicht erwünscht, Ungewissheit, was kommen mag, und Einsamkeit zermürben einen, Extremsport bis zur körperlichen Erschöpfung war an der Tagesordnung.

Nach der Entlassung musste man unterschreiben, dass man Stillschweigen bewahrt, dass man gut behandelt wurde und man mir nichts angetan hat in der Zeit des Aufenthalts (Schläge, Peinigungen, Drillsport, aber auch sexuelle Übergriffe waren an der Tagesordnung). Man durfte mit niemandem darüber sprechen, was in der Einrichtung passiert. Ich habe in den Jahren einige Mädchen kennengelernt, die immer wie abwesend in der Ecke saßen und mit kaum jemandem geredet hatten. Man hat das unterschrieben, nur um da rauszukommen, und man hat geschwiegen aus Angst, um nicht dorthin zurückkehren zu müssen. Das Erlebte ist nicht mit Geld zu bezahlen, es kann mit einer Finanzspritze nichts gut gemacht werden, was die Seele erlebt hat.

Staatliche Willkür – wer nicht nach der Pfeife des Staates tanzte, wurde diskriminiert, diffamiert, schikaniert und somit manchmal auch in die Verzweiflung getrieben. Ich war in den Jahren 1975 und 1976 im geschlossenen Jugendwerkhof Torgau und habe erst 2013 den Mut gehabt, diese Einrichtung wieder zu betreten. Seit dieser Zeit bin ich mehrmals im Jahr in Torgau, um Zeitzeugengespräche zu geben, und das hilft mir, Erlebtes zu verarbeiten oder aufzuarbeiten.

Auch ich kenne die Nächte, in denen ich mit einem Schrei wach werde, kann mich aber hinterher absolut nicht an den Traum erinnern. Das ist dann immer wie weg. Schlafstörungen werden vermutlich immer bleiben, es sei denn, man pumpt mich mit Medikamenten voll. Ich bin heute noch sehr schreckhaft, habe Angst vor Geräuschen, die plötzlich und unerwartet kommen, wie das Rasseln mit einem Schlüsselbund, eine zu laute Menschenmenge oder zu kleine Räume – erst recht, wenn diese kein Fenster haben. Aus meiner Sicht ist ein ganz normales Leben gar nicht möglich, irgendetwas bleibt immer haften. Trotzdem habe ich zwei Ehen hinter mir, die mehr recht als schlecht waren, habe zwei Kinder bekommen und habe einfach versucht zu leben.

Ich lasse heute nur sehr wenige Umarmungen oder körperliche Nähe zu. Mit anderen Worten: Meine Narben sind verblasst, aber meine Seele ist zerstört! Die Worte: Wer aufgibt, hat schon verloren, habe ich oft im Leben gehört. Es gibt aber viele Menschen, die einfach nicht mehr die Kraft haben zu kämpfen. Und »nackig machen« tut sich jeder, der über diese Erlebnisse spricht, auch wenn es nur der Psychologe oder der Therapeut ist. Auch Ämter oder Beratungsstellen sind damit gemeint, wenn Anträge in irgendeiner Form gestellt werden müssen. Wenn man einmal durch die Hölle gegangen ist, macht es einen nur noch stärker: Lernen wir, uns zu freuen, so verlernen wir am besten, anderen wehzutun!

Ich werde oft gefragt, wie ich diese erlebten Dinge für mein Leben aufarbeiten kann. Das ist in vielen Situationen wirklich sehr schwer, aber mit den Jahren habe ich mich überzeugen lassen, dass es immer noch Leute gibt, die die Momente innerer Verzweiflung damaliger DDR-Heimkinder nachvollziehen können. Dann fällt es mir doppelt schwer, diese Menschen von den furchtbaren Taten, die einem widerfahren sind, zu überzeugen. Man schaut in fragende Gesichter und der Nicht-Glaube ist darin zu lesen.

Wenn man realistisch die Vergangenheit aufarbeiten möchte, muss man beides voneinander getrennt betrachten, sonst erweckt man ein falsches Bild, das der Aufarbeitung der Vergangenheit nicht standhält. So unterschiedlich für jeden Einzelnen die Aufarbeitung der Vergangenheit auch ist, so unterschiedlich muss man auch die beiden Systeme DDR und

BRD aus dem heutigen Abstand beurteilen. Es ist keine Frage, auf beiden Seiten wurden Menschenrechtsverletzungen an Kindern und Jugendlichen in den verschiedenen Heimformen begangen. Das schwächste Glied in dieser Kette waren eben wir, die Kinder und Jugendlichen, denen man jegliches Recht auf Selbstbestimmung abgesprochen hat mit der Begründung, dass wir noch nicht selbst entscheiden können und deshalb es andere für uns tun müssten. Hier lag und liegt bis heute ein großer Irrtum der Verantwortlichen vor, die immer noch glauben, klüger als der Papst zu sein.

Die Folgen sind bis heute bei vielen von uns spürbar. Das Rad der Geschichte kann man nicht mehr zurückdrehen, aber man könnte sich für das uns zugefügte Leid entschuldigen. Doch dies fällt den heutigen Verantwortlichen sichtlich schwer, aus welchen Gründen auch immer. Die moralische Einstellung dazu hat schon ganz schön Schaden genommen. Wir waren und sind immer noch ein Teil dieser Gesellschaft, aber dies möchte man am liebsten unter den Teppich kehren, als wäre es nie geschehen. Wie traurig, armselig und verlogen ist diese Gesellschaft gegenüber tausenden von Betroffenen. Für das alles gibt es nur ein Wort: Menschenverachtung.

Es bringt mir die Tränen in die Augen, denn ich hatte nie das Glück, einfach Kind zu sein. Unglaublich, wie viele Herzen so gebrochen wurden in diesen Heimen. Ich hatte auch nie eine richtige Kindheit, aber daran ist das Elternhaus schuld. Ich hatte keine Überlebensstrategien – was nicht geht, das geht nicht. Meine positiven Gedanken dagegen waren schon viel intensiver: Alles geht mal vorüber, ihr könnt mir alle nichts, ich bin bald wieder hier raus, ihr macht mich nicht kaputt! Auch wenn man Wut auf alles hatte, sportlich gedrillt wurde bis zur Erschöpfung, ich habe mich nicht »brechen« lassen. Der Alltag wurde immer mit dem Gedanken begonnen und überstanden: Du schaffst das!

Es folgen Fragen, die mir oft gestellt werden:

Denken Sie heute noch oft an ihre Zeit, dort, im Geschlossenen Jugendwerkhof Torgau?

Diese Zeit kann man nicht vergessen, sie wird immer im Gedächtnis bleiben, die eigenen Lebensumstände verdrängen die Gedanken zwar, indem immer neue Ereignisse dazu kommen, aber richtig daran denke ich erst seit meiner Aufarbeitung, und nun bin ich soweit gefestigt, das ich Aufklärung zu meiner Vergangenheit will.

Denken Sie, dass einem die Kindheit noch schlimmer zerstört werden kann?
Ich glaube kaum, dass es etwas Schlimmeres geben kann, als einem Jugendlichen die eigentliche Jugendzeit zu nehmen. Da spielt es im weitesten Sinne keine Rolle, ob er eingesperrt wird oder sexuellen Missbrauch erfahren muss.

Leiden Sie noch heute an den Spätfolgen (seelisch/körperlich)?
Mit Spätfolgen muss leider jede oder jeder Jugendliche von Torgau leben, einer kann es gut verdrängen, andere sind dabei an ihre seelischen Grenzen gegangen. Sehr viele der Jugendlichen leiden heute unter der sogenannten Posttraumatischen Belastungsstörung. Die Rehabilitierung habe ich zwar erreicht, aber das Seelische wird damit nicht geheilt.

Haben Sie jetzt einen normalen Job sowie Familie?
Job? Nein, ich habe viele Jahre in Druckereien gearbeitet, das habe ich im Stamm-Jugendwerkhof gelernt, aber richtig sesshaft wurde ich nie, bin sehr oft umgezogen. Das längste waren ca. 13 Jahre im Großraum Stuttgart. Ich fühle mich nirgendwo so richtig zu Hause. Familie? Ja, ich habe zwei uneheliche Söhne, beide haben bereits eigene Familien. Ich habe zwei gescheiterte Ehen hinter mir, aber ich will nicht sagen, dass das »Scheitern« mit meiner Vergangenheit zu tun hatte. Ich habe nie darüber gesprochen.

In welchen Bereichen des alltäglichen Lebens hatten Sie zur Einbindung am meisten Probleme?
Ich konnte mich nicht eingliedern oder anderen Personen gegenüber öffnen, blieb mehr oder weniger ein Einzelgänger. Das ist bis heute so. Es dauert unwahrscheinlich lange, bevor ich jemandem von meiner Geschichte erzähle. Beziehungsprobleme stehen bei mir an erster Stelle. Ich bin jetzt seit 2009 allein.

Welche körperlichen Folgen tragen Sie evtl. bis heute mit sich?
Ich schlafe bis heute nur mit Fernsehen ein, muss im Unterbewusstsein Stimmen hören. Schrecke beim Zuschlagen einer Tür zusammen und ich kann nicht allein in zu kleinen Räumen sein. Ich war mal im Fahrstuhl stecken geblieben, da kommt Panik auf. Auch habe ich meinen Lebenspartnern nie von meinem erlebten Leid erzählt, aus Angst, wieder alleingelassen zu werden. Es fällt schwer, zwischenmenschliche Beziehungen aufzubauen, weil man kein Vertrauen fassen kann. Auch Spätfolgen – psychisch

und physisch – nimmt man in Kauf. Wenn wir nun älter werden, sind neue Schwierigkeiten vorprogrammiert. Wir geraten in Krankenhäusern und Altenheimen in Situationen, die uns in die schlimme Vergangenheit zurückversetzen. Wer steht uns dann bei? Es ist aber wichtig, diese Erfahrungen und Erlebnisse mit anderen, die nach uns kommen, zu teilen, um möglicherweise die gleichen Fehler zu vermeiden. Aufarbeitung ist wichtig, weil es vergangenes Unrecht aufzeigen soll, kann aber für jeden Einzelnen eine individuelle Verarbeitung durch Therapien nicht ersetzen. Und je länger jeder für sein Recht kämpfen muss, desto weniger Mut hat man, weiterzumachen. Es ist leider bis heute noch so, dass man uns oft keinen Glauben schenkt. Man soll alles beweisen oder belegen, viele können das aber gar nicht, weil es keine Unterlagen dafür gibt. Uns fehlt oft einfach die Kraft, gegen Behörden anzugehen.

3.25 Herr K.

Herr K. wollte im September 1980 über Bulgarien in den Westen flüchten. Er wurde von Grenzsicherungskräften aufgehalten und in Bulgarien inhaftiert. Dann wurde er nach Leipzig in U-Haft gebracht. Danach erfolgte der Strafvollzug in Brandenburg. Nach 13 Monaten politischer Haft wurde er im Oktober 1981 in den Westen freigekauft. Seit 2003 leidet er an chronisch ischämischer Herzkrankheit. 2012 hatte er einen Herzinfarkt und danach wurden mehrere Stents gesetzt. Das Herz reagiert ganz schnell auf Erinnerungen von Haft und Verfolgung. 2020 ging er in den Ruhestand und die alten, durch die Arbeit in Ablenkung gehaltenen Geschichten kamen wieder. Daraufhin begab er sich zu mir in Behandlung.

Die aktuellen weltpolitischen Ereignisse berühren ihn sehr. Hier trifft eine neue auf ein alte Wunde. Wir versuchen, diese Zusammenhänge therapeutisch aufzuarbeiten und Ermutigung zu entwickeln. Kurz vor unserer ersten Stunde hatte er einen Traum. Im Folgenden nun das Stundenprotokoll dazu:

Herr K.: Ich hatte einen Traum, dass ich nochmals in der DDR ein zweites Mal eingesperrt werde. (Pause.)

Th.: Wie ist das abgelaufen?

Herr K.: Ich werde das zweite Mal entlassen und komme in der BR Deutschland an. Keiner will mit mir etwas zu tun haben. Dann habe ich noch das Auto falsch geparkt. Es ist alles sehr komisch. Mir wird immer unbehaglicher und schließlich wache ich auf.

Th.: Wie haben Sie sich dabei gefühlt? (Ich denke an Ausgrenzung, spreche es aber nicht aus.)

Herr K.: Es war ein Gefühl der Hilflosigkeit.

Th.: Welche Gedanken kommen Ihnen dazu?

Herr K.: Die Angst war nicht ganz unbegründet. Der Helfer war an einigen Fluchthilfesachen beteiligt. Die Gruppe galt als kriminelle Menschenhändlerbande. Die Stasiakte sagt, dass sie eine gewisse Organisation sei. Gruppenbildung war kreuzgefährlich. Meine Wohnung wurde überwacht. Zur Hausdurchsuchung ist es nicht gekommen. Da gab es eine Freundin, die von mir schwanger wurde und die ich dann verlassen musste, weil ich die Flucht vorhatte. Der Sohn ist mein ältestes Kind. Zu ihm besteht guter Kontakt. Er ist ein guter Schachspieler.

Th.: Wie geht es Ihnen damit, die Mutter verlassen zu haben.

Herr K.: Da habe ich manchmal Schuldgefühle. Das geht hin und her. Aber letztendlich muss sie auch Eigenverantwortung entwickeln.

Th.: Können Sie noch etwas zu Ihrer Fluchtgeschichte sagen?

Herr K.: Im August/September 1980 fuhr ich nach Bulgarien, zuerst nach Sofia, dann zum Schwarzen Meer. Vor zehn Jahren, 1970, war ich einmal dort gewesen. Der Zeltplatz befindet sich 15 km von der türkischen Grenze entfernt. Ich bewegte mich auf der Landstraße in Richtung Grenze. Da wurde ich von einem Jeep angehalten und mitgenommen. Meine zwei Pässe haben die Kontrollbeamten irritiert. Ich wurde in das zentrale Gefängnis in Sofia gebracht. Dort in Haft verbrachte ich eine Woche bei Wasser und Brot. Das war heftig. Danach wurde ich von Sofia nach Berlin geflogen und schließlich nach Leipzig in die U-Haft transportiert.

Th.: Eine gefährliche und berührende Geschichte. Wie geht es Ihnen jetzt?

Herr K.: Wie gefährlich das war, weiß ich erst heute. Bulgarien war besonders gefährlich. Ich bin heilfroh, dass ich einkassiert wurde und es nicht noch schlimmer gekommen ist, keine Schüsse gefallen sind.

Th.: Danke. Wir sehen uns nächste Woche.

In der 15. Stunde erzählte der Patient einen ähnlichen Traum: »Ich stehe an der Berliner Mauer und jemand wird erschossen. Ich befinde mich auf der DDR-Seite und bin verwirrt. Soll ich schießen oder soll ich erschossen werden?« Mit großen Ängsten wird Herr K. wach. Er sagt: »Diese Träume fühlen sich echt an.« Hier kommt das Fluchtgeschehen in Bulgarien wieder hoch. Heute ist er gerettet, doch der Ruhestand lässt alte Wunden wieder wach werden. In der Supervision, dass ich nicht nur Retter, sondern auch Jäger bin. Werde ich ihn immer verstehen? Kann ich ihn immer schützen? In den Assoziationen zum Traum wird ein Tagesrest deutlich. Der am Anfang genannte Prozess gegen den hinterrücks erschossenen polnischen Staatsbürger in Berlin 1981 wurde im November 2023 wieder aufgerollt.

3.26 Herr V3

Herr V3 kann schwer loslassen vom aktuellen Kriegsgeschehen. Durch seine politische Haft weiß er, was Freiheit bedeutet. Sein Vater erzählte vom Zweiten Weltkrieg. Ihm sollen die Hände abfallen, wenn er jemals wieder eine Waffe anfasst. Schließlich war er in russischer Gefangenschaft und kommt wie viele aus seiner Generation zu dem Schluss: Nie wieder Krieg. So zündet der Vater an Silvester auch keine Raketen. Es habe genug geknallt im Kessel, gemeint war Stalingrad. Die Oma wiederum erzählte vom Ersten Weltkrieg. All das hat Herrn V3 geprägt.

In der Therapie sind solche Themen durchzuarbeiten, um sich besser von den aktuellen Ereignissen abgrenzen zu können und mehr Energie für die eigene Lebensgestaltung zu gewinnen. Herr V3 wird heute schnell hellhörig, wenn ihm einer erklärt, was er zu tun oder zu lassen habe. Da kommen alte gesellschaftliche Bevormundungen wieder hoch mit Angriffen auf die persönliche Freiheit. Auch bei ihm war der Ruhestand ein Auslöser für die Behandlung. Im Folgenden beschreibt er mit eigenen Worten seine Erlebnisse.

Durch die politische Haftzeit hat sich in der Folge mein gesamtes Leben verändert, da ich mich verändert habe. Die Willkür und der in dieser Zeit menschenentwürdigende Umgang mit dem Gedanken »Hier kommst du nicht mehr raus« haben in mir tiefe seelische Narben hinterlassen. Das Gefühl, ausgeliefert und hilflos zu sein, ist in vielen Situationen heute noch mein Begleiter. Manchmal holt mich diese Zeit in meinen Träumen ein. Wenn ich wach werde, bin ich sehr erleichtert, dass es nur ein Traum war und nicht die von mir durchgemachte Wirklichkeit. Trotzdem hat sich in mir eine Hypersensibilität entwickelt. Ich habe das Gefühl, anders wahrzunehmen. Das beinhaltet alles und bringt mich an meine Grenzen. Seitdem ich die Gespräche mit Dr. Bomberg habe, kann ich besser damit umgehen. Es kann mir nicht mehr so die Luft nehmen. Der Stein auf der Brust wird leichter und meine Atemübungen helfen besser.

Ich war politischer Gefangener in der ehemaligen DDR. Wozu Menschen fähig sind, um extreme Ideologien mit aller Macht enthumanisierend umzusetzen und für sich als Garant des Friedens und der Freiheit anzusehen, lässt tief in die Persönlichkeiten blicken. Und ich hatte nur eine andere Meinung. Allein das hat gereicht, um mir das Licht und die freie Luft zum Atmen zu nehmen. Man machte mir körperlich und psychisch das Leben zur Hölle. Ein halbes Jahr in einer Zelle ohne Fenster, 2 x 3 Meter groß, und fast jeden Tag wurde ich zum Vernehmer geführt. Manchmal auch mit Augenbinde, wenn das Ampelsystem defekt war, abgeführt. Es wurde grundsätzlich in der U-Haft verhindert, andere Mitgefangene zu kontaktieren. Es war absolute Trennung angesagt. Ich habe in dieser Zeit der U-Haft nur zwei Mitgefangene auf meiner Zelle kennengelernt. Das war alles Teil der psychischen Folter. Alle zwei Monate ein Päckchen, nicht schwerer als 2 Kilo, der Inhalt war vorgegeben. Alles andere wurde vom Wachpersonal entfernt.

Wir hatten am Tag 30 Minuten Hofgang beim MfS (Ministerium für Staatssicherheit). Der Hof war ummauert mit einer Stahltür. Es gab davon mehrere kleine Höfe, sodass wir uns nicht begegnen konnten. Den Rest der Zeit in der Zelle bei Neonlicht, da kein Fenster vorhanden war. Alles Teil der psychischen Folter. Danach das Urteil unter Ausschluss der Öffentlichkeit: ein Jahr und sechs Monate für den Gedanken zur Flucht. Dann ging es nach Karl-Marx-Stadt, heute Chemnitz, zur Zwangsarbeit für ein Jahr. Dort wurde ich auf einem noch höheren Level entwürdigt. Sie haben auf diese Art viele Mitgefangene an ihre psychischen Grenzen gebracht.

Die Arbeitsbekleidung der politischen Häftlinge und der sonstigen Häftlinge (Kriminelle) war unterschiedlich. Wir mussten in Reih und Glied marschieren. Das musste ich schon bei der Armee. Dort wollte ich im übrigen auch nicht hin. Wir mussten uns, bevor wir in den Arbeitstrakt kamen, nackt ausziehen und einen langen gefliesten Gang entlanglaufen. Mitten darin war eine Treppe mit Podest. Dort mussten wir uns nackt aufstellen, die Arme heben und unseren Körper um 360 Grad drehen. Dann ging es in den nächsten Trakt zur Arbeit. Da wurden Sicherungen für Skandinavien im Akkord gefertigt. Die Sonne war in diesen Räumen auch nicht zu sehen. Es waren Blenden vor den Fenstern. Im Grunde genommen waren wir nichts mehr wert in der DDR, und so hat man uns auch behandelt.

Das Gefühl, diese Torturen nicht zu überleben, war bei mir mehrmals vorhanden. Ich hatte als nicht mal 30-Jähriger mit meinem Leben abgeschlossen. Genau deswegen ist es wichtig, dass die jungen Menschen über diese Zeit mit ihren ausgeprägten extremen Ansichten und Handlungsweisen geschichtlich viel mehr erfahren müssen. Es gab nicht nur die braune Diktatur, sondern auch die rote Diktatur.

Wie sehe ich aufgrund meiner Erfahrungen Frieden und Freiheit auf unserer geliebten Erde? Ich habe das Gefühl, in einer Welt der Enthumanisierung und Desensibilisierung zu existieren. Das größte Gut, was der Mensch hat, ist die Freiheit mit all ihren Facetten. Nur so kann es eine gesunde Entwicklung in allen Bereichen geben. Mein Gefühl sagt mir, wir entfernen uns weltweit und auch in Deutschland immer mehr davon. Wir vollziehen eine regelrechte rudimentäre Entwicklung in fast allen Bereichen und das seit Jahrzehnten. Die große Chance hatten wir nach der Wende in den 1990ern verschlafen. Das Geschwür des Krieges hat wieder einmal Hochkonjunktur, und die Diplomaten saßen im Garten und züchteten Tomaten.

Ein kleiner Spaziergang durch unser Parlament. Das Parlament als Instrument spielt mit seinem Dirigenten. Den Text und auch die Melodie bestimmen die »gewählten Vertreter des Volkes« im Sinne natürlich grundsätzlich der Demokratie. Wir sitzen hier in einem Boot, welches das Fahrwasser längst verlassen hat. Extreme machen sich an Bord breit. Hier geht es nicht um Rechts und Links. Extrem gesehen, stinkt bekanntlich alles. Dem Ideologen, ach du Graus, macht das überhaupt nichts aus. Hoch lebe der Idiot, der aus der Tugend macht die Not. Was sollen wir tun in der Not? Zusammenrücken, Brücken bauen, die Grundlage schaffen für Vertrauen. Es ist die Zeit für die Gemäßigten an Bord. Sie übernehmen ab jetzt das Wort. Das Wort der wahren Freiheit und des Friedens.

3.27 Herr H.

Herr H. kommt aus einem Ärztehaushalt. Seine Eltern standen der DDR kritisch gegenüber. Er wollte der staatlichen Bevormundung entkommen und unternahm einen Fluchtversuch. Dabei wurde er gefangen genommen und geriet in politische Haft. Seine Erlebnisse kommen immer wieder hoch, auch durch die politische Lage, und brauchen ein Ventil. Deshalb der Bericht.

Was Menschen Menschen antun und von Zärtlichkeit unter den Menschen

Ich bin als Sohn eines Ärztepaares in der DDR groß geworden. Meine ältere Schwester hat sich Ende der 1970er Jahre das Leben genommen, meine jüngere Schwester ist Musikerin geworden. Mit 18 Jahren wurde ich wegen versuchter Flucht zu zehn Monaten Gefängnis verurteilt und nach sechseinhalb Monaten freigekauft. Heute, mit Beginn des letzten Lebensabschnitts, drängen die Erinnerungen an die Erlebnisse der jungen Jahre immer mehr in den Vordergrund. Meine Zeit zwischen dem 13. und 19. Lebensjahr war besonders intensiv. Warum all der Schmerz, warum bei mir so unerträglich, ohnmächtiger Todeswunsch, innere Lähmung, Trümmerseele, bin ich normal?

Ich erinnere mich, es bereits als Kind als tiefes Unrecht empfunden zu haben, im Teil eines Landes leben zu müssen, in dem ich lediglich die Aussicht hatte, als Rentner mal etwas mehr von der Welt sehen zu dürfen, wo doch die Welt so groß war und das Rentnerdasein so schrecklich weit entfernt. Ganz ursprünglich: »Warum ich nicht?« Die Treffen mit der Westverwandtschaft waren umgeben vom Nimbus des Exotischen, wenngleich man eine gemeinsame Sprache benutzte. Waren es die erlebten Gängelungen in Schule und Alltag? Das Übertreten einer weißen Linie wurde wie ein Schwerverbrechen sanktioniert und steht für all die Kleinigkeiten, mit denen dumpfe Handlanger Angst in das Leben trugen, aufgebaut auf ständigen Drohungen. All die offensichtlichen Lügen in der Schule, der eindeutige Widerspruch zwischen Losung und Realität, Soldatenlieder im Kindergarten, Zwangsmitgliedschaft bei Pionieren und FDJ, vormilitärische Ausbildung und Krieg spielen, Anlaufen gegen Maschinengewehrnester, Atomschlag, Masken basteln aus Damenstrumpfhosen und Scheuerlappen, Wehrdienstverweigerung nur gegen Knast, offensichtliche Idioten als Führungspersönlichkeiten durch Parteibuch, schizophrenes Leben zwischen offizieller und privater »Meinung«, Angst, das Falsche zu sagen, denunziert zu werden und vieles mehr. Mir war früh klar, in solch einer Umgebung nicht leben zu wollen.

Besonders prägend für mich war das Buch *Der Archipel Gulag* von Alexander Solschenizyn, das mir meine Eltern, trotz all der damit verbundenen Gefahren, zu lesen gaben. Für mich ein wichtiger Baustein, das Wesen der Ideologie zu erkennen, unter der ich mein Leben verbringen sollte. Der angestrebte Kommunismus enthält alle Elemente einer Ersatzreligion, der revolutionäre Akt rechtfertigt alles, keine Moral, keine Ethik, absolute Willkür gepaart mit unmenschlicher Grausamkeit. Mein Fazit war, soweit ich meine Vorstellungen verwirklichen wollte, die Flucht allein zu tun, keine Freunde zu involvieren, die Familie herauszuhalten, Sippenhaft zu vermeiden (gelang nicht). Ein Engagement, offen oppositionell aktiv zu werden, schien mir sinnlos. Märtyrer zu werden, lag mir eher nicht. Gut, mein gewählter Weg war auch ein demonstrativer Akt mit ungewissem Ausgang, eine direkte Konfrontation mit dem System, jedoch ohne Aufsehen.

Als ich aus dem Strafvollzug abgeholt wurde, ergab sich Folgendes: Es kamen drei Herren in Zivil mit einem zivilen PKW. Ich bekam die kleine »Acht« als Handschellen, hatte meine Zivilkleidung anzuziehen. Nach dem Einsteigen in das Auto legte der neben mir sitzende Typ einen Lappen über die Handschellen, dann sagte er zu den Vorderen sinngemäß: »Haste die Spritze klar, falls er Faxen macht?« Die Fahrt ging in Richtung Berlin, ungewöhnlich, als Häftling die Landschaft sehen zu können, die Gedanken: Jetzt gleich Abschiebung oder Nachschlag kassieren oder an die Wand gestellt werden. Irgendwo in Berlin setzte man mir eine zugeklebte Brille auf und drückte meinen Oberkörper nach unten. Mit quietschenden Reifen ging es um ein paar Ecken, dann Ruhe. Mich nahm ein Wärter im grauen Kittel in Empfang, der mir vermittelte, wenn ich mich still verhielte, hätte ich keine Probleme zu erwarten. Ein für mich, die Vorerfahrungen bedenkend, ruhiger Knast. Auf die Zelle kam später ein Berliner Taxifahrer. Der Freigang war mit einem Ampelsystem geregelt, auf dem Hof wurde man in übergitterte Boxen geleitet, auf deren Mauern junge Soldaten mit Kalaschnikow Wache hielten. Es war die Magdalenenstraße, was der Taxifahrer an den gerade noch zu sehenden Kirchturmspitzen erkannte. Nach dieser Erfahrung ging es nach Chemnitz und dann, nach weiteren prägenden »Erfahrungen«, mit dem Bus nach Gießen.

Diese Begebenheit steht beispielhaft für viel gesehenes und erlebtes Elend in den sechseinhalb Monaten: Zusammenleben mit Dieben, Totschlägern, Mördern, die Verhaftung (entsicherte Kalaschnikow im Gesicht), die Verhöre, die Pseudogerichtsverhandlung, die »Sprecher« mit den Eltern, die Auseinandersetzungen mit den Schließern und vieles mehr.

Es gibt einen Dokumentarfilm über den 19-jährigen M. Gorbatschow: *Gespräche mit einem Narren* von Vitaly Mansky. Der Titel der Dokumentation geht auf Anregung von ihm selbst zurück. Ab Minute 10:45 (circa) wird er sinngemäß gefragt, was der entscheidende Impuls für seine Entscheidung war, das System von innen heraus ändern zu wollen. Seine Antwort war sinngemäß, als Generalsekretär mit den Listen der Erschießungskommandos konfrontiert worden zu sein (all die Menschen, er hatte sie wohl zu unterzeichnen). Er sei erschüttert gewesen über die menschlichen Abgründe und die Partei, er sagte dann: »Das Wichtigste ist doch unser Leben.«

Vor der Knasterfahrung führte ich ein recht aktives Leben im weiten Kreis der Kumpels und im engen Kreis guter Freunde, an deren Loyalität ich mich gern erinnere, unter denen es keine Verräter gab, soweit es mir auch später meine Stasiakte zeigte. Viele, auch lustige Jugenderinnerungen, Blödsinn machen, edle Momente, auch meine Zeit in der Jungen Gemeinde der Evangelischen Kirche möchte ich nicht missen. Bis heute geblieben ist das Gefühl des Daseins in der Zelle (heute der Rückzug ins Zimmer), der oft kurze Schlaf, die Tagträume, das Abtauchen in die innere Welt, etwas völlig anderes zu denken, sich dem gegenwärtigen Geschehen nicht zuwenden zu können. Diesem Mechanismus zu entkommen, gelingt mir nur mit Anstrengung, traurig macht mich, dass meine Familie mich so ertragen muss. Arbeit hilft mitunter, doch auch hier oft innere Erstarrung, nur in seltenen Extremsituationen kann ich zielgerichtet handeln.

Nach meinem Freikauf, Mensch gegen Geld (Sklavenhandel), genauer wohl Warenlieferung, konnte ich noch mal eine reguläre Schule besuchen und das Abitur absolvieren, führte danach ein etwas zielloses Leben, begann Jobs, um Geld zu verdienen, mal fing ich ein Studium an. Eine auch ökonomisch sinnvolle Strategie zu entwickeln, war mir fremd.

3.28 Herr G2

Wer sich in der DDR entschied, Bausoldat zu werden, musste mit erheblichen beruflichen Nachteilen rechnen. Herr G2 hat für seine Haltung Nachteile in Kauf genommen. Das verdient Respekt. Nachfolgend nun seine Erlebnisse.

Die Zeit als Bausoldat

Ab 1964 gab es in der DDR die Möglichkeit für Wehrpflichtige, den Wehrdienst von 18 Monaten ohne Dienst an der Waffe zu leisten. Dies habe ich Anfang der 1980er Jahr er- und durchlebt. Harte körperliche Arbeit an NVA-Bauobjekten prägten den 12/7-Alltag.

Gleich zu Beginn dieser Zeit erfuhren wir von regulären Wehrpflichtigen, dass der Umgang mit uns verboten sei, da wir nicht mit ganzem Einsatz dem Staat dienen wollten. Doch so einfach war es nicht. Wir hatten die unterschiedlichsten Lebensläufe und Erfahrungen mit diesem Staat. Ob atheistisch, katholisch, evangelisch oder freidenkend – es gab die unterschiedlichsten Lebens-, Denk- und Glaubensvorstellungen in unserer Gruppe. Kirchliche Herkunft, Nichtmitgliedschaft in der FDJ oder »staatsauffälliges« Verhalten, die lebensprägenden Auswirkungen waren präsent. Irgendwie kannte man sich auch schon aus der Zeit vor der Bausoldatenzeit oder hatte zumindest gemeinsame Bekannte. Rein humanistische Ansätze zur Ablehnung des Waffendienstes gab es auch, doch eher selten. Das Abitur nicht machen zu dürfen, Arbeits- und Studienverbote hatten viele von uns erlebt. Geeint wurden wir durch das Wissen, dass der Staat, die Diktatur der Arbeiterklasse, nicht mit der Waffe in der Hand in Zeiten atomarer Aufrüstung zu verteidigen sei.

In der zeitlichen Distanz muss ich feststellen, dass der Bausoldatendienst in der NVA doch ganz verschiedene Aspekte mit sich brachte. Für den Staat wurde so ein strukturelles Ventil geschaffen, um die Wehrdienstverweigerung nicht staatsrechtlich in der Bevölkerung eskalieren zu lassen. Gleichzeitig kann der Versuch unterstellt werden, besonders die Kirche, mit den verschiedensten Umwelt- und Friedensgruppen, so staatlich zu vereinnahmen. Dies erlebten wir ganz lebensnah durch ein recht ambivalentes Verhalten der Vorgesetzten uns gegenüber. Einerseits gab es uns gegenüber eine subtile, ständig vorhandene Verächtlichkeit. Diese war persönlich bei den Vorgesetzten sehr unterschiedlich ausgeprägt. Häufige Spind-Kontrollen auf verdächtige Literatur zeigten die Kompromisslosigkeit. Polit-Offiziere taten sich da besonders negativ hervor. Andererseits mussten durch uns Bauziele erreicht werden. Dafür wurde versucht, uns durch Urlaubsgenehmigungen und -sperren zu motivieren oder zu erziehen. Nach sechswöchiger Urlaubssperre setzte jedoch bei den meisten von uns eine gewisse Freiheit ein, da der billige Zwang der Urlaubsgenehmigung nicht mehr wirkte.

Für uns, für viele jedenfalls, wird diese Zeit als in gewisser Weise wertvoll betrachtet. Es war einfach die Zeit vorhanden, zu diskutieren, eigene Erfahrungen und Wissen auszutauschen, zuzuhören, zu streiten, sich kennenzulernen. Hier soll nichts verklärt und beschönigt werden – doch diese Erfahrung unter dem doch recht heftigen Druck von außen war schon besonders. Dies führte dann auch dazu, dass wir Eingaben (Petitionen) vor allem zu den vielfältig gefährlichen Situationen der Arbeitssicherheit und der Diskriminierung uns gegenüber verfassten. So wurde der eine oder andere Vorgesetzte für uns ausgewechselt, was einem indirekten Eingeständnis entsprach. Das Wissen, sich in gewissem Maß wehren zu können, der Staatsmacht etwas entgegenzusetzen, war schon für das individuelle Selbstwertgefühl wichtig.

Natürlich nutzte der Staat und speziell die Staatssicherheit mit den Gruppen der Bausoldateneinheiten es umfänglich aus, Informationen zu sammeln, zu kontrollieren und letztendlich zu agieren. Die Staatssicherheit war allgegenwärtig. Einsichten in die persönlichen Stasi-Akten machten dies im Nachhinein teilweise schmerzlich deutlich. Nicht selten war eine nachträgliche Aufarbeitung dieser Zeit mit diesen Erfahrungen durch professionelle Unterstützung notwendig.

4 Wie politisch darf ein Psychoanalytiker sein?

Was habe ich von meinen Patienten gelernt? In jeder Therapie lerne ich von ihnen. Das habe ich versucht, an entsprechenden Stellen einzustreuen. Manchmal lernt man auch ganz praktische Dinge. Ein Beispiel soll stellvertretend für viele andere stehen: Ein Patient hatte ein Dienstauto versehentlich mit Diesel statt Benzin betankt. Die Folgen waren problematisch. Wenn ich tanke, schaue ich seitdem einmal mehr auf die Tanksäule. Auch scheinbar belanglose, alltägliche Situationen bedürfen unserer vollsten Aufmerksamkeit. Nur so können wir wirksam sein.

Die Berufsgruppe der Psychoanalytiker ist, wie andere Berufsgruppen auch, heterogen. Jeder Mensch ist ein politisches Wesen. In Frankreich sind psychoanalytische Personen viel häufiger in den Medien. Sollten sich die Berufsverbände und auch einzelne Kollegen mehr dafür einsetzen? Sigmund Freud war diesbezüglich zurückhaltend. Eine gesunde Zurückhaltung heißt aber nicht totale Abstinenz.

Sind die Menschen mit ihrer Ausstattung von der Natur in der zunehmenden Zivilgesellschaft nicht überfordert? Die sich häufenden Kriege sind eben nicht Ausdruck angeborener Destruktionen, sondern schwer lösbarer Konflikte mit anschließenden Verzweiflungstaten. Die Friedenszeiten dazwischen schaffen nicht die nötige Stabilisierung. Der Psychoanalyse könnte dabei eine wichtige Beraterfunktion zukommen. Psychoanalyse und Gesellschaft gehören für mich zusammen. Der Mensch ist immer auch ein politisches Wesen im Rahmen seiner biopsychosozialen Grundkonfiguration.

In meinem Vortrag an der IPU zur Langen Nacht der Wissenschaften in Berlin am 22. Juni 2024 komme ich zu folgenden Schlussfolgerungen: 2,5 Millionen Jahre in Jäger-Sammler-Sozietäten haben die Menschen gelebt und überlebt. Gastfreundschaft war angesehen. Insgesamt gab es wenig Besitz und keine Kriege im heutigen Sinne. Mit der Sesshaftwerdung des Menschen etwa 10.000 Jahre vor der Zeit und die sogenannte neolithische Krise oder neolithische Revolution änderten sich die Bedingungen schlagartig. Durch die Entstehung der Klassengesellschaft, die Erfindung des Eisens, die Entwicklung neuer Waffen und Anhäufung von Besitz gab es Unterschiede zwischen Arm und Reich. Neid und Konkurrenz wuchsen enorm. Kriege wurden immer größer und heftiger bis hin zu den Weltkriegen. Dennoch handelt es sich nicht um einen angeborenen Aggressionstrieb des Menschen, sondern um zunehmende Konflikte in einer rasant wachsenden Zivilgesellschaft. Noch nie gab es so viele Möglichkeiten und Gefahren wie heute. Der Vortrag endet mit der Zusammenfassung:

- Langzeitdokumentation 2004–2024
- Analytische Traumatherapie hilft
- Traumafolgestörung als Grunderkrankung
- persönliche und gesellschaftliche Vision
- Frieden mit vereinten Kräften unter Stärkung der persönlichen und gesellschaftlichen Mitte

Ich bin froh und dankbar, dass der Psychosozial-Verlag politisch brisante Themen aufgreift und publiziert. Dazu zähle ich auch mein Anliegen. Horst-Eberhard Richter hat die politische Dimension der Psychoanalyse vorgelebt und wachgehalten. Sein Engagement in der Friedensbewegung als auch in sozialen Brennpunkten ist bekannt. Insofern übt er eine Vorbildwirkung für mich aus. Hans-Jürgen Wirth leistet mit seinen Publikationen einen wichtigen Beitrag für den Bereich Psychoanalyse und Gesellschaft. Die Gründung des Psychosozial-Verlags 1993 durch ihn ist aus meiner Sicht ein sozialer Akt.

Auch wenn dieses Kapitel nur kurz ist, möge es dazu anregen, wie politisch Psychoanalyse und Psychoanalytiker sein sollen. Sind wir nicht gerade dort professionell, wo wir gleich schwebend neutral und abstinent versuchen, die Mitte zu halten?

5 Ausblick: Liebe sucht Frieden

Nach dem Untergang des Kommunismus ist noch keine neue tragfähige Vision entstanden. Die soziale Marktwirtschaft sollte es sein, ist es aber nicht. Die Suche geht weiter. Die heutige Zeit birgt so viele Möglichkeiten, aber auch so viele Gefahren. Nie war der Kontrast in der Menschheitsgeschichte so stark. Jeder Staat verfolgt seine eigenen Interessen. Dabei besteht immer wieder die Gefahr, dass er die Menschen, die in ihm leben, benutzt. Nun gibt es aber auch Bürger, die den Staat benutzen. Die Wahrheit kann gefährlich sein. Das war schon immer so. Die Psychoanalyse sucht die Wahrheit. Sigmund Freud setzte den Anfang. Ein nicht zu unterschätzendes Verdienst, ebenso seine pazifistische Grundhaltung. Dadurch ist er mir deutlich näher gekommen.

Die Protagonisten dieses Buches sahen in der untergehenden DDR die dringende Notwendigkeit für Veränderungen. Angst und Ohnmacht sollten nicht weiter regieren. Diese Menschen wurden Mitgestalter der friedlichen Revolution von 1989, sie waren aktiv in der politischen Opposition, mit oder ohne Ausreise. Heute sehen sie sich teilweise wieder dort. Lebendige Demokratie lebt von Meinungsvielfalt, von einer gesunden Opposition, von Politikern, die nicht nur aus der Politik kommen, und von einem breiten politischen Denken in der Gesellschaft. Hier nehmen die Menschen Verantwortung und soziales Mitgefühl wahr. Es gibt zu wenige Politiker, die auch mal ihre Gehälter kürzen oder zumindest einfrieren. Mit gutem Beispiel vorangehen, war und ist schon immer ein sehr wirksames Mittel. Bleibt es aus, baut sich Unmut auf. Diese Verantwortung gilt allerdings für alle Berufsgruppen.

Frieden kann sich dann entfalten, wenn tragfähige Kompromisse gefunden und Balancen gehalten werden können. Das erfordert eine breite Mitgestaltung und geht nur mit vereinten Kräften. Freiheit und Demokratie gehören zusammen. Ein Kollege sagte bei einer Veranstaltung auf die Frage, was er sich in fünf Jahren wünsche, dass die Ideen der Protagonisten der friedlichen Revolution von 1989 noch mehr Raum bekommen sollten im Zuge aktueller Fragen, Herausforderungen und Konflikte. Evelyn Zupke (2024, S. 4), die Opferbeauftragte der Bundesrepublik im Deutschen Bundestag, sagt es in ähnlicher Weise: »Mein Ziel ist es, deutlich zu machen, dass es eben nicht nur um Geschichte geht, sondern um Menschen, die in unserer Gesellschaft leben und denen wir unsere Freiheit und die deutsche Einheit ganz wesentlich zu verdanken haben.«

Es bedarf aus meiner Sicht einer Kultur der Zärtlichkeit. Die Theologin Isabella Guanzini beschreibt eine solche in ihrem Buch *Zärtlichkeit. Eine Philosophie der sanften Macht* (2017). Als Liedermacher, Musiker und Psychoanalytiker habe ich gelernt, zunächst mit mir zärtlich umzugehen. Dann kann ich das auch mit anderen. Der Mensch ist robust und verletzlich zugleich und vieles dazwischen. Beziehung ist mehr als Psychoanalyse, und doch leistet Psychoanalyse gerade an dieser Stelle Grundlegendes, was in anderen Bereichen mittlerweile auch selbstverständlich genutzt wird. Dennoch sollte Psychoanalyse gesellschaftlich aktiver werden. Politik ist nicht nur eine Sache der Politiker, wie auch Gesundheit nicht nur eine Sache der Ärzte. Eltern haben die Aufgabe, ihren Kindern Wurzeln zu schaffen und Flügel zu entwickeln. Das Gute sollte überwiegen, wenngleich jede Beziehung auch Pferdefüße hat. Die ideale Beziehung gibt es nicht, ideale Gesellschaften ebenso wenig. Schließlich ist die Gemeinschaft der Betroffenen eine gewachsene Gruppe im Sinne von: Leid verbindet, Leid überwindet. »Liebe sucht Frieden« ist das brückenbauende Ziel.

Der in diesem Buch eröffnete Erlebnisraum knüpft als eine Art Langzeitdokumentation an die vorherigen Publikationen an. Dadurch soll eine Vernetzung mit weiteren Räumen entstehen. Das Buch möchte aufklären wie berühren.

Danksagung

Bedanken möchte ich mich bei meinen Klientinnen und Klienten, Protagonistinnen und Protagonisten, die seit 2004 mit wachsender Zahl dabei sind. Ihre schmerzvollen Lebensgeschichten bilden den Kern des Buches. Herrn Gino Kuhn gebührt besonderer Dank für sein Bild auf dem Buchcover. Bedanken möchte ich mich ebenfalls bei meiner Familie, meiner Frau, meinen Kindern, Kollegen und Freunden für ihre Anregungen und ihre Geduld. Nicht zuletzt gilt mein Dank dem Psychosozial-Verlag für sein Interesse und editorisches Entgegenkommen.

Literatur

Allen, J. G., Fonagy, P., Bateman, A. W.: *Mentalisieren in der psychotherapeutischen Praxis*. Klett-Cotta 2011.

Arbeitskreis OPD (Hg.): *Operationalisierte Psychodynamische Diagnostik –OPD-3*. Hogrefe 2023.

Baer, U.: *Mit Kindern über Krieg reden*. Klett-Cotta 2022.

Bause, G.: *Lieb Mutterland*. Arte Fakt Verlagsanstalt 2022.

Biermann, W.: *Soldat Soldat*. In *Alle Lieder*. Kiepenheuer & Witsch 1991, S. 103f.

Bleuler, E.: *Das autistisch-undisziplinierte Denken in der Medizin und seine Überwindung*. Springer 1962.

Bohley, B.: Zitat aus dem Jahre 1991. In G. Bause, *Lieb Mutterland*. Arte Fakt Verlagsanstalt 2022, S. 1f.

Bomberg, K.-H.: *Heilende Wunden*. Psychosozial-Verlag 2018.

Bomberg, K.-H.: *Seelische Narben*. Psychosozial-Verlag 2021.

Bomberg, K.-H.: Was Menschen Menschen antun/Frieden und Krieg, ein ewiges Thema. Vorträge Lange Nacht der Wissenschaften IPU Berlin 17.6.2023/22.6.2024.

Bonanno, G. A.: *Das Ende des Traumas*. Klett-Cotta 2024.

Borchert, W.: *Gesamtausgabe*. Rowohlt 2007.

Brecht, B.: *Buckower Elegien*. Suhrkamp 1986.

Brockhaus, G.: »Ratlos dastehen in der fremd gewordenen Welt« (Freud 1915) – Psychoanalytische Zeitdiagnostik und Moralkritik, Vortrag APB Berlin, 19.1.2024.

Busch, W.: *Gedichte. Zu guter Letzt. Sämtliche Werke*, Hg. v. O. Nöldeke, Bd. 6, 1943, S. 282f.

Caprozzi, P. & Craparo, G.: Das Trauma und Austerlitz. *Forum der Psychoanalyse, 40*(1), 2024, S. 5.

Chaplin, C.: *Der große Diktator* [Film] 1940.

Dostojewski, F.: *Der Großinquisitor*. Suhrkamp/Insel 2019 (1914).

Dudek, J.: *Das Konzept der Salutogenese. Die Definition von Gesundheit nach Aaron Antonovsky und der WHO*. GRIN 2015.

Eibl-Eibesfeldt, I.: *Liebe und Hass*. Piper 1984.

Faller, A. & Schünke, M.: *Der Körper des Menschen*. Thieme 2020.

Fischer, J.: Frieden ist etwas Dynamisches, die Schuld spaltet nur. *Berliner Zeitung* 30.6.2024.

Follett, K.: *Die Waffen des Lichts* [Hörspiel] 2023.

Foulkes, S. H.: *Gruppenanalytische Psychotherapie*. Pfeiffer 1992 (1964).

Freud, S.: Zur Einführung des Narzissmus. *GW X*, 1914, S. 126–136.

Friedman, R.: *Die Soldatenmatrix*. Psychosozial-Verlag 2018.

Frommer, J. & Frommer, S.: *Max Weber und das psychologische Verstehen*. V&R 2021.

Frommer, J. & Gallistl, A. (Hg.): Historische Traumatisierungen in der DDR. Neue Sichtbarkeit und anhaltendes Erleiden. *psychosozial, 47*(II), 2024.

Fromm, E.: *Anatomie der menschlichen Destruktivität*. Rowohlt 1991.

Fromm, E.: *Haben oder Sein*. dtv 2005.

Fromm, E.: *Kunst des Liebens*. Ullstein 2017.

Goethe, J.-W.: *Gedichte*. Reclam 1988.

Goethe, J.-W.: *Faust 1 und 2*. Reclam 1988.

Guanzini, I.: *Zärtlichkeit. Eine Philosophie der sanften Macht*. C.H.Beck 2019.

Haufe, R. (Hg.), Jadke, U., Holm, K., Luther, J. & Onißeit, T.: *Macht aus dem Staat Gurkensalat*. wjs 2011.

Havel, V.: *Versuch, in der Wahrheit zu leben*. Rowohlt 1989.

Heine, H.: *Buch der Lieder*. Reclam 1978.

Herz, A. (Hg.): So eingepfercht. Vom Transport politischer Gefangener. *Kleine Reihe Thüringer Aufarbeitung, Bd. 1*. 2013.

Hildebrandt, A. & Tautz, L.: *Protestanten in Zeiten des kalten Krieges*. Mitteldeutscher Verlag 2017, S. 44.

Hoyer, K.: *Diesseits der Mauer*. Hoffmann und Campe 2023.

Janet, P.: *L'Automatisme Psychologique*. L'Harmattan 1889.

Juckel, G. & Hoffmann, K.: Liebe und Zärtlichkeit als subjektive Bedürfnisse psychiatrischer Patienten. *Nervenheilkunde*, (12), 2021, S. 946–951.

Kernberg, O. F.: Liebe und Hass. Vorlesung Lindauer Psychotherapiewochen, 17.–29.4.2011.

Kohut, H.: *Narzissmus. Gesammelte Werke in 7 Bde*. Bd. 4. Psychosozial-Verlag 1971.

Krawczyk, S.: *Fäustchen. Schauspiel in 10 Aufzügen*. Kunsthaus 2000.

Krawczyk, S.: *Der Narr*. Pendo 2003.

Krawczyk, S.: *TAU. Betrachtungen*. Ed. Buchhaus 2022, S. 30.

Krawczyk, S.: *Gelöste Stimmen*. Metropol 2023.

Kunz, E.J.: Die Inhärenzmethode. In S. Trobisch-Lütge & K.-H. Bomberg, *Verborgene Wunden*. Psychosozial-Verlag 2015.

Lacan, J.: Lacan, die Ausstellung. Wenn Kunst auf Psychoanalyse trifft. Centre Pompidou-Metz bis zum 27.5.2024. *Dt. Ärzteblatt*, (04), 2024, S. 193.

Lenzen-Schulte, M.: Für ein Leben gezeichnet und geächtet. *Dt. Ärzteblatt, 120*(31–32), 2023, S. 1316–1321.

Loest, E.: Interview. *Deutschland Funk* 1990.

Maercker, A.: How to deal with the past? How collective and historical trauma psychologically revertebrates in Eastern Europe. *Frontiers in Psychiatry Hyothesis and Theory, 14*, 2023.

Money-Kyrle, R.: *Die Psychologie von Krieg und Propaganda: Ausgewählte Schriften, Bd. 1*. Brandes & Apsel 2022.

Mentzos, S.: *Der Krieg und seine psychosozialen Folgen*. Fischer 1990.

Ogden, T.: *Frühe Formen des Erlebens*. Psychosozial-Verlag 2023.

Olschowsky, H.: Der Heroismus im Sklaventum. *FAZ* 25.4.2023.

Oschmann, D.: *Der Osten, eine westdeutsche Erfindung*. Ullstein 2023.

Precht, R.D. & Welzer, H.: *Die vierte Gewalt*. Fischer 2022.

Radoykov, B.: *Les democraties demunies face aux heritiers des structures*. KG Bistes 2024.

Richter, H.-E.: *Zur Psychologie des Friedens*. Rowohlt 1984.

Rosa, H.: »Man fängt an, sich zu überlegen, was man sagt.« *Berliner Zeitung* 4./5.5.2024, S. 26f.

Schallenberg, S.-V. & Schallenberg, B.: *Der Fall Otto Nagel*. Ed. Schallenberg 2023.

Schikowski, F.: *Die DDR im Blick der Stasi. Die geheimen Berichte an die SED-Führung. Das Jahr 1985*. Bundesarchiv der Stasiunterlagen 2024.

Schlink, B.: Wir müssen akzeptieren, dass die DDR viele Gesichter hatte. *Berliner Zeitung*, 29./30.6.2024, S. 4f.

Schulz, P.: *FaltenRiss – Alter neu sehen*. Garamond 2017.

Seidler, C.: *Warum nur Krieg?* Mattes 2021.

Steimle, U.: *Lasst euch nicht den Mund verbieten*. 2022.

Stötzer, G.: *Der lange Arm der Stasi*. Spector 2022.

Storck, M.: *Karierte Wolken. Lebensbeschreibungen eines Freigekauften*. Brunnen 2010.

Strauß, B., Frommer, J., Schomerus, G. & Spitzer, C. (Hg.). *Gesundheitliche Langzeitfolgen von SED-Unrecht*. Psychosozial-Verlag 2024.

Tolstoi, L. N.: *Krieg und Frieden*. Anaconda 2021.

Trobisch-Lütge, S. & Bomberg, K.-H. (Hg.): *Verborgene Wunden*. Psychosozial-Verlag 2015.

von Rosenberg, F.: *Die beschädigte Kindheit*. C. H.Beck 2022.

von Rotterdam, E.: *Die Klage des Friedens*. Diogenes 2017.

Weber, M.: *Politik als Beruf*. Mohr Siebeck 1994 (1919).

Weiß, H.: Faschismus-Krieg-Propaganda: Aktuelle Gedanken eines Psychoanalytikers, Vortrag APB 10.6.2022.

Wensierski, P.: *Jena-Paradies*. Ch. Links 2023.

Wenzel, H.-E.: Es gibt eine Furcht vor dem Frieden. *Berliner Zeitung*, 20./21.1.2024.

Willi, Jürg: *Psychologie der Liebe*. Klett-Cotta 2002.

Wirth, H.-J.: *Narzissmus und Macht*. Psychosozial-Verlag 2015.

Wirth, H.-J.: *Gefühle machen Politik*. Psychosozial-Verlag 2022.

Zeh, J.: »Man muss sich für Meinungen verteidigen, die man nicht hat.« *Berliner Zeitung*, 6./7.4.2024, S. 4f.

Zupke, E.: Aufklärungsarbeit, Anteilnahme und großer Respekt. Freiheitsglocke. *Zeitschrift der VOS, 74*(Januar/Februar), 2024, S. 4–10.

Anhang

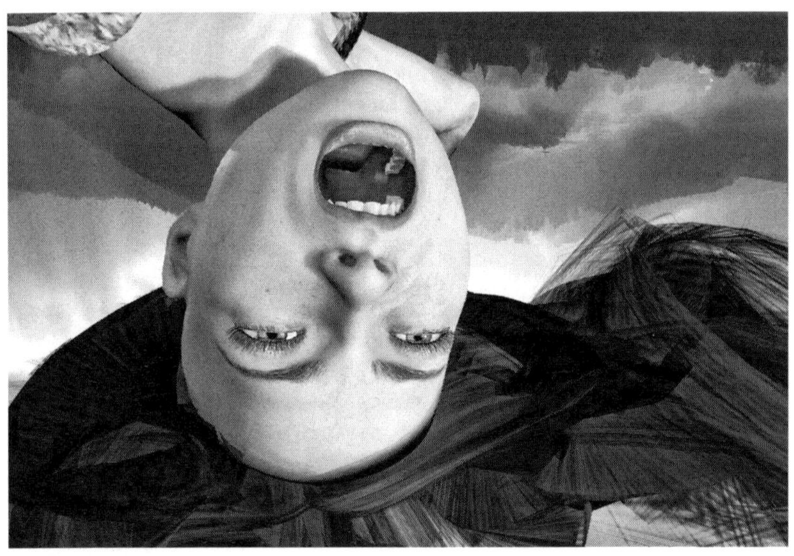

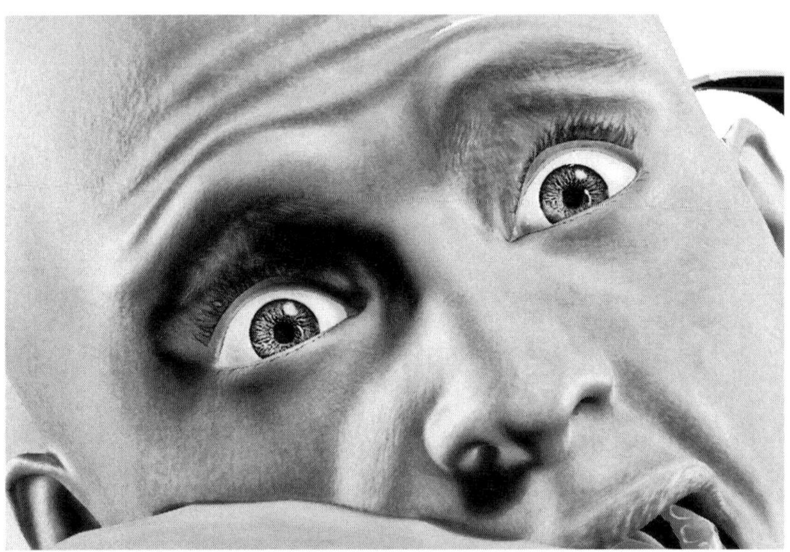

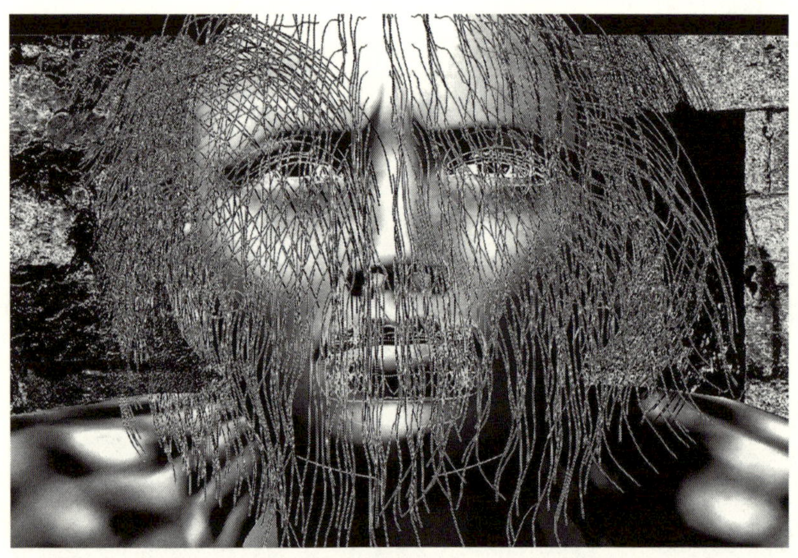

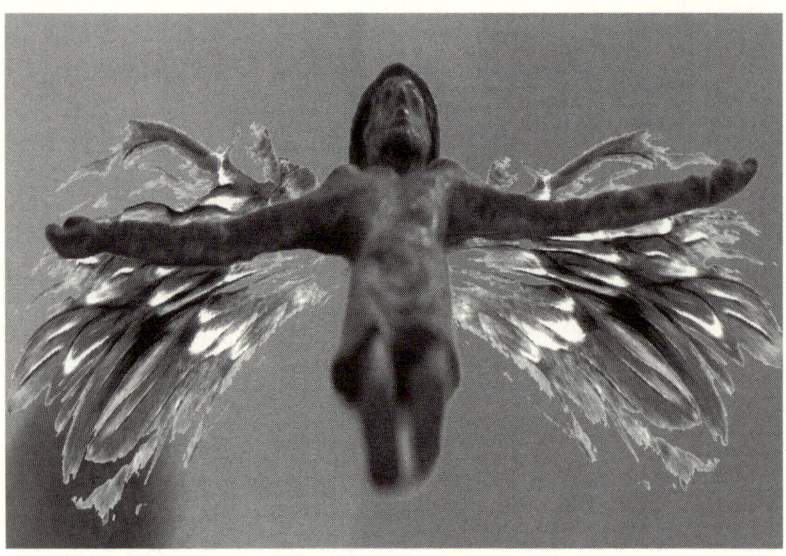

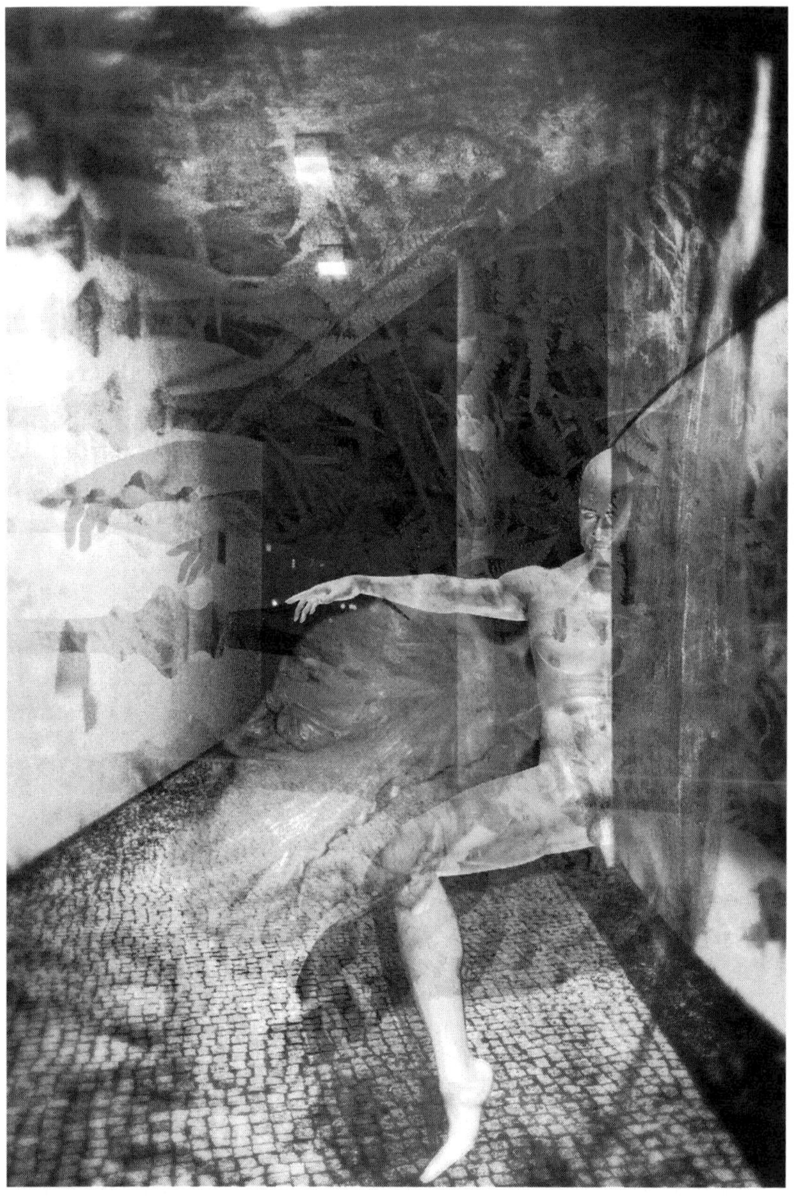

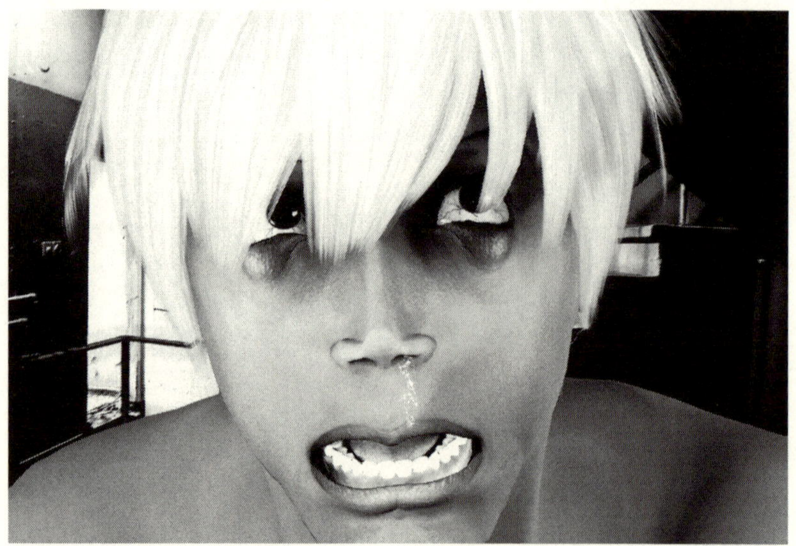

Karl-Heinz Bomberg

Heilende Wunden

Wege der Aufarbeitung politischer Traumatisierung in der DDR

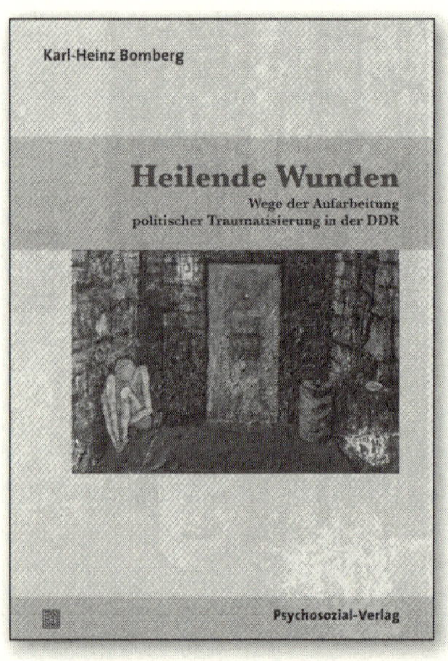

2., korrigierte Auflage 2020 · 245 Seiten
Broschur · ISBN · 978-3-8379-2775-7

Die etwa 300.000 politischen Gefangenen, die Zersetzungsopfer, die Opfer von Psychiatrie, Zwangsadoption oder die über 4.000 gefangenen Jugendlichen im geschlossenen Jugendhof Torgau leiden bis heute unter den Auswirkungen ihrer Erfahrungen.

Sind einst verborgene Wunden sichtbar geworden, kann der Prozess ihrer Heilung bewusst begleitet und unterstützt werden. Karl-Heinz Bomberg widmet sich den verschiedenen Bewältigungsformen politischer Traumatisierung in der DDR von psychoanalytischer Therapie, sozialen Netzwerken, Humor und Reisen bis hin zu Kunstproduktion, indem er Betroffene selbst zu Wort kommen lässt und ihren Bildern einen öffentlichen Raum zur Verfügung stellt. Mit theoretischen Erläuterungen verleiht er den Berichten und Bildern der Betroffenen einen wissenschaftlichen und künstlerischen Rahmen. Mit diesen eindrucksvollen Ergebnissen reflexiver und künstlerisch-kreativer Durchdringung von Traumatisierungsfolgen gibt er wertvolle Einblicke und Anstöße, die weiter zur Aufklärung und Aufarbeitung der Spätfolgen politischer Traumatisierung beitragen können.